笠原嘉臨床論集

「全体の科学」のために

みすず書房

「全体の科学」のために　目次

まえがき　i

「全体の科学」のために（一九八四）　3
内因性精神病の発病に直接前駆する「心的要因」について（一九六七）　25
精神医学における人間学の方法（一九六八）　51
精神病理学の役割（一九八七）　79
反精神医学（一九八〇）　99
分裂病患者にとっての「社会性」（一九九四）　131
心理学的精神医学の提唱（一九九九）　145

精神病理学と人間研究（二〇〇七）165
——学会名に「精神療法」の復活を祝して——
心理・社会・脳（二〇〇七）181
——精神科診察室で考える——
原点としての精神病院（一九九八）193
初老期に入った分裂病者について（一九八三）205
だから精神科医はやめられない！（二〇〇八）221
精神医学における内因性概念について今一度（二〇一三）231
——そして薬物療法と小精神療法の協働の勧めも——
解　題

まえがき

「全体の科学」とはもちろん「部分の科学」を対《つい》とした言葉である。そして「部分の科学」の方が医学にとって、自然科学にとって、いや学問という営為にとって、より肝要なことを十分わきまえた上での、それを補足するべき「全体の科学」である。デカルトの「延長あるもの」は四百年近くにわたって「部分の科学」を堅固に支えてきた。医学の一分科である精神医学ももちろん例外ではない。「神経学的に方向づけられた精神医学」をなりわいとする精神科医にとっては、たとえば認知症（老年の脳器質性疾患）を専門にする学者にとっては、「部分の科学」だけでとりわけて苦痛があるわけではない。

しかし、ひろく精神医学の臨床にたずさわってみると、どうも「部分の科学」だけではうまくいかないことに気づかされる。とくに（DSM－Ⅲ以来使われることが少なくなったが）かって内因性、心因性と言われたジャンルを主に扱う者にとってはそういえよう。そこでは、たとえば人格、パーソナリティ、それが時間軸のなかでおこす成熟と退行、その変化を全体として眺める「生活史」、そういった概念が要る。そういう概念を使わずには診断も治療も、概念構成もできない。

このうち「生活史」は、二十世紀の精神分析を始めとする心理的精神医学が作り上げた成果ではないか。精神分析は「無意識を」発見したことで文化史的には特筆される、とふつういわれるが、われわれの医学からすると「生活史」に人々の注目を集めさせたことにより大きな意義があると私は思うのだが、どうだろう。

要するに「部分の科学」に加えて、あるいはそれを補足する「全体の科学」がほしい。本書には、筆者が五十年の間にそういう主張を折にふれておそるおそる述べた論文を集めてみた。内容の未熟なことはよく承知しているが、一臨床家として診察室で日々考えたことなのでご笑覧を願い、ご批判を得たい。読者としてとくに私が期待するのは現代の若い精神科医のなかのバイオロジストたちである。精神医学の中の「部分の科学」の先端者である彼らに、対になると私の思う「全体の科学」がどう映るか、果して（二つの統合は無理にしても）二つの複眼視くらいは可能かどうか、ご検討いただきたい。

なぜなら、われわれはお互い出自はことなるにせよ、また受けた初期教育は違うにせよ、ともに二十一世紀を生きる日本の精神科医である。残念ながら、米英国の精神医学には精神分析は栄えても、ここで紹介する人間学派は存在しなかった。二十世紀前半の欧州に発し日本でも一定の成長を遂げた人間学派は存在しなかった米英の人よりも、日本のわれわれの方が「全体の科学」を論じるのに好位置にいる、といったら嗤われるであろうか。何といっても人間学派はもっとも鮮鋭に「全体の科学」を主張するものだった。

＊

この人間学派の最初の日本への紹介は一九四二年に村上仁「哲学的人間学派の精神病理学」として哲学雑誌に発表されたものだと思う。この論文がなかったら人間学派はなかったろう。これが第二次世界大戦後の一九五四年にみすず書房の『異常心理学講座』の一巻として再刊されたときには、哲学的という語は消えていた。そのとき著者はコメントし、もう付けなくてもよいだろうといい、また哲学的という語は必ずしも正しくない、と付言している。さらに一九七一年には村上仁『精神病理学論集』（みすず書房）にも「人間学派の精神病理学」として掲載されている。今日読んでもよく書けた論文である。

この人の門下として出発した私は、ドイツ語論文を参照しつつ見様見真似で「内因性精神病の発病に直接前駆する「心的要因」について」（一九六七）、「精神医学における人間学の方法」（一九六八）を書いた。このあたりはいってみれば習作で、同僚だった藤縄昭、木村敏、松本雅彦の諸氏の影響を受けた。というより合作のような部分もあった。そこで私の作った「出立と合体」という対概念は当時意外に評判がよかった。「内因性」の病気である統合失調症と躁うつ病の「生活史」を比較し作ったものである。斎藤環氏などは「みごとな総合と折衷」、といって過大な賛辞を下さった（岩波現代文庫・学術95、笠原嘉『アパシー・シンドローム』二〇〇二の三五一頁の解説、斎藤環「笠原人間学の意義」）。しかし自分では満足感が今一つなかった。私の思うほど臨床に役立たないように思えたからである。

やがて一九八〇年ごろからヨーロッパの精神医学的「人間学」は下火になった。一つには、二十世紀前半にはヤスパース、ベルグソンに始まり陸続と輩出していた哲学者が後半には急にいなくなったことと関係があろうか。日本の木村敏の方がドイツのお株を奪うかたちで「あいだ」論を展開し一人気を吐いた。のみならず、彼はみずからの学風を臨床哲学と称した。哲学をこっちへ引きこんだかたちである。

私は「（哲学的）人間学」というより「全体の科学」とでも呼ぶ方がより一般的で受け入れられやすいのでは、と考えるようになり、十五年ほどのちに本書の冒頭に掲げた「「全体の科学」のために」（一九八四）を書いた。そこでは「線的因果論から星座的布置論」とか「範例（理想型）の追及」とか「両義性、曖昧性、中点性」とか「事実学と本質学の中道」とか、ずいぶん大胆な新語作成をおこなった。討論相手に恵まれず、当時まだそんなに忙しくなかったユンギアンの心理学者・河合隼雄氏が唯一相手になってくれた。ユング心理学は全体論を展開するのに役に立つものだった。

*

もう一つこの文脈で触れたいことがある。統合失調症への精神療法というテーマである。これは一九五五年に村上仁教授から私がもらったテーマだった。神経症への精神療法ではない。それはすでに日本にもあった。森田療法が有名だった。私が関心をもたされたのは神経症ではなく内因性精神病、とくに統合失調症への精神療法である。クロールプロマジンが到来する前夜のことで、まだインシュリン衝撃療法の時代だった。やっと作業療法がはじまろうとしていた。ところが精神療法について当時の世界の文献を集めたら、意外や驚くほどたくさんあった。論文を一つ書いたほどだった。神経症から越境して精神病にまで及んだ精神分析系の人も少なからずあったが、そうでないものもあった。いずれも医師患者関係を重視し、長い経過を追い、病人の晩年にも注目するものだった。神経学が急性期中心で初期診断を優先するのと違って、むしろ治療学を重視し、かつどういう人間的運命が病人に展開されるかを診るので、文字通りの「人間学」であった。

しかし以後、時代の流れは急速に薬物療法に移り、脳をクローズアップさせ、その分、心への関心度を後退させ、まだ多少とも精神療法への注目のあった時代ほどにも医師患者関係を重視しなくなった。精神分析に代わって喧伝されるようになった認知行動療法の視点は基本的には訓練であり、欠陥の充填である。それはどちらかといえば神経学の発想である。私の言葉でいえば、この治療法の「対象」はなるほど「心」かもしれないが、方法は「部分の科学」的である。もちろんこれはこれで優れた治療法である。青年の強迫障害などにはベストの治療法と思う。しかし、「全体の科学」的な精神療法も生き残ってほしいと思う。いうまでもなく精神療法とはそもそも全体志向的だから。

薬物療法の主流の今日、私は「薬物療法を補足する小精神療法」と称して外来クリニックで医師患者関係を重視する簡便型精神療法を提唱してきた。「全体の科学」的志向を失わないためである。内因性・心因性の領分にはそれなりに効果があると経験から思う。ただし、日本の健保制度下において毎週受診できることが条件になる。このことについては何度も書いてきたのだが、本書でも末尾の一章のなかで少し付言させてもらった。「総合と折衷」を見ていただきたくて。

長期経過観察の論文は本書の中に収めた。疾病の自然経過というより、疾病に抗して生きる、あるいは疾病とともに生きる人間の運命を描きたかったからである。末尾の二編がそれに当たる（「初老期に入った分裂病者について」「だから精神科医はやめられない！」）。

＊

最後に「部分の科学」と「全体の科学」の二つをどうかしてインテグレイト出来ないかという課題が残る。原理的にことなるアプローチを一つにすることは出来ない、とする正論のあることは知っているが、精神科の臨床家にとってはできるだけこの二つを近付けたいという思いを捨てられず、今日も苦闘している。要するに「脳と心」「神経学と精神医学」「計量的精神医学と人間学的精神医学」などなどの二項対立を少しでも解消できないか、ということである。最初は「二重の見当識」（「精神科医のノート」、みすず書房、一九七六）というような未熟な言葉を使っていたが、やがていつからとなく「社会性」を両者の連結部に置くという発想になった。「分裂病患者にとっての「社会性」」（一九九四）、「心理・社会・脳——精神科診察室で考える」（二〇〇七）がその例である。精神疾患の治療とは、とくに内因性障害の場合、心理的苦痛が去るだけでは不十分で、社会の中に入っていけるようになることだ。うつ病を例にとれば、抑うつ気分が去り心理的抑制に悩まされることが少なくなっても社会参加の意欲が出てこないことには、治療にむかっているとはいえない。

後者の副題とした「精神科診察室で考える」というのは終始私のこだわるところで、ここに脳と心、薬物療法と精神療法、神経学と精神医学がいっしょにあることを意識しないと、治療にならない。そして小なりといえども、診察室には診察室の「社会性」がある。病人はよくなれば、必ず社会性を帯び健康な優雅《グラチー》さをまず診察室の中で回復する。医師患者関係がそのために大きな役割を果たす。精神科の診察室は面白い空間だと思う。

＊

「全体の科学」はおそらくここしばらく帰ってこないだろう。具体的にいえば薬物療法研究、生物学的研究の時代が続くだろう。振り子の運動は、つまり二十世紀後半に「心から脳へ」と動いた振り子は、いつかまた反対に動くだろうか。いや、反対に動くだけでなく、両者の距離がもっと近くなり、それが臨床に生かされることを望みたい。

＊

みすず書房編集部の田所俊介氏の御発案で始まった笠原嘉臨床論集シリーズも『うつ病臨床のエッセ

ンス』（二〇〇九）、『外来精神医学という方法』（二〇一一）、『再び「青年期」について』（二〇一一）、『境界例研究の50年』（二〇一二）に続く五冊目の本書で終了する。八〇歳半ばに達した人間の書くものに果たして意味があるかと何度も自問したが、ときどき耳に入る好意ある反響を信じ、厚顔にも細々と書き続けて今日に至った。これで最後にする。読者に感謝する。

平成二五年四月

笠原　嘉

「全体の科学」のために　笠原嘉臨床論集

「全体の科学」のために（一九八四）

精神現象を精神現象にふさわしい仕方でとらえるべくいささかの努力をはらっている「精神の科学」とは、また、人間全体をとらえることを目標とする（もしそういう表現がゆるされるとすれば）「全体の科学」の一翼をになう。それも、理念として全体志向的であるべきだというのではなくて、実地的臨床的技術的に全体志向的であることを求められるという点に、特色をもつ。しかし、精神の科学者たちは、とりわけ精神科医たちは、一方で「全体の科学」を求めながら、他方でデカルト的二元論に立脚した（そう表現することをゆるされるなら）「部分の科学」がここ一、二世紀の間に仕上げたきらびやかな成果の傍にいることを強く自覚している。「全体の科学」を単純に「部分の科学」のアンチテーゼとして喧伝することは、実地家・臨床家であるわれわれにとっては到底できない。「全体の科学」は「部分の科学」に比すると、今のところまだ、まことに未熟で、残念ながら影がうすい。

しかし、経験諸科学のなかでわれわれの科学ほど「全体」を要請されている科学は他にないと思われる。そのことにいささかの自負を見出して、以下「全体の科学」のために寄与できそうないくつかの知見を並べさせていただく。

1 「全体」をみる見方と「部分」をみる見方との関係

どちらも必要で、願わくば相補的であってほしい。しかし実際にそれは可能か。理念上ではなく臨床行為上においてそれは可能か。「うつ病の診断」という実地的行為を例にとろう。うつ病には今のところ血液検査などによって数字や形状として客観視できるような所見は一つもないから、本人や関係者の陳述の中にいくつかのチェックポイントをつくって、それによって診断している。私自身がチェック・ポイントとしているのは次の一〇の点である。①現在の症状、②病前性格、③発病状況、④病前の社会適応度、⑤過去の病歴（身体の病気も含めて）、⑥家族、⑦社会文化的背景、⑧治療者に対して示される態度、⑨抗うつ剤への反応の良否。ところで、これら九点は「部分」的事項だが、これらをチェックしているうちに「もう一つの何か」が加わって、うつ病という診断が出来上がるのである。自信をもってうつ病というためにはこの「もう一つの何か」がどうしても必要である。これはおそらく「全体」からはじめて得ることのできる直観的なサムシングだろう。木村敏がポスト・フェストゥムとよんだり、私自身が「合体」的可能性とよんだりする人間学的構造である。

この全体的ポイントである人間学的構造が①―⑨の部分的ポイントの次に一〇番目として生じる、と述べるのは実は正確でない。なぜなら①②③くらいまでチェックのすんだところでもう予感的に「ポスト・フェストゥム」「出立」が浮び上がっていて、今度はこれにもとづいて④⑤⑥⑦がひき出され、それによって「ポスト・フェストゥム」「出立」もより明確にされ、さらにそれが部分的ポイントの探究を一層密にさせ、たとえば病人に、二〇年前、三カ月でなおってしまった「胃潰瘍」があって、そのとき今と同じような気分になっていたこと、を思い出させたりするのである。

この全体的性格をもったポイントはどうも病人と面前しないことには生まれないらしい。というのは、第三者が書いた詳しいレポートから、その人はこういう病気だろうと予測して（たとえば分裂病だろうとか、うつ病だろうといったふうに予測して）、実際に面とむかってみるとまったく違っているということが、「きわめてしばしば」といってよいほどある。家人や友人や上司の報告だけから診断を予断しないように、いつも自分にいいきかせている。これに対し部分的ポイントの方は第三者のする報告や評価だけでも結構正確である。むしろある項目などは第三者でないと評価できないといってもよい（たとえば病前の性格だとか、社会適応度など）。

うつ病の症状をチェックする質問紙法が世界的にも日本的にもいくつか使われているが、そのいずれもが「部分」的ポイントのみの羅列になっていて「全体」的ポイントを欠く。客観化、つまり誰がチェックしても同じように採点されることを期待する項目だけを選ぶのであるから、やむをえないのではあるが、現実のうつ病の診断はそれらのチェック・リストの欄外にあるべき、今一つの「全体」ポイントによって補正されてはじめて完成するということを、われわれは強調したい。

もっとも、そういうからといって「部分」的ポイントが「全体」ポイントに比して下位であるわけでは決してない。その例として、本人や家族が、意識的か無意識的かはともかく、病前性格や発病前の出来事や既往歴を隠していて、私に十分に伝えてくれないときは、二度三度と本人と面接していても誤診することがある。いいかえると、部分データなしには分裂病らしさ、うつ病らしさをわれわれに直観させる全体観はどうも生まれないらしい。したがって単に面とむかうことだけから診断しようとすると、

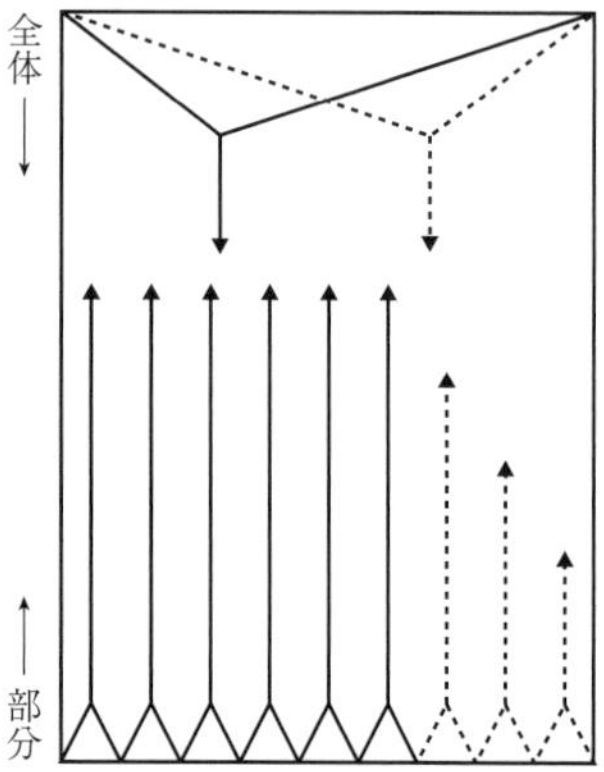

図1

これまた、あやまつ危険が大きい。

右に述べた「全体」をみる見方と「部分」をみる見方は、拙い表現だが、図1のように図示したい。推測をたくましくすれば、生身の人間に関する限り、どのような評定の場合にも上下両ポイントは同時並行的に行われるのでないか。「部分」ポイントのみから評定できるのはごく特殊な場合のみではないのだろうか。

ところで、「精神の科学」の特性といえば、なんといっても経験科学でありながら上から下へと「全体」をみる見方に主役的な位置を与える点にある。以下、上から下へ全体を志向するとき、われわれが意識している問題点をいくつか並べてみよう。

2　線的因果論から星座的《コンステレーション》布置論へ

全体をみるのにわれわれはどんな方法を使っているのか。少し反省的に考えてみると、いくつかの項目を数えることができるが、その第一には星座的《コンステレーション》布置をあげたい。ほとんどあらゆる科学分野で自明とされている、諸要因を線上に配置する線的因果論とは別に、諸要因を星座的に配置する見方である（図2の上と下）。

「精神の科学」をはじめると線的因果論的な「なぜ」が必ずしも有力でないことに気づかされる。われわれはあまりにもしばしば病人を線的因果論の意味での「なぜ」で追いつめ、病人を困惑させる。「なぜ」には別種の「なぜ」がないのか。

精神疾患の発病という事態を例にとってみよう。失恋したために発病したといわれる若い婦人である。ある家庭（Ａ）の中に生をうけた、内気な少女（Ｂ）が、恋愛に悩み（Ｃ）、平素の彼女らしからぬ自己主張により両親たちを困らせ（Ｄ）、やがて精神科医によって分裂病と診断された（Ｅ）とする。この場合、われわれは二つの見方をすることができる。一つはＡからＥを直線的因果連鎖の上におく仕方であり、今一つはＡからＥをコンステレーション的におく仕方である。因果的文脈をみることを小学校以来訓練されてきた私たちに容易なのは、いうまでもなく第一の見方である。これはこれでそれなりに有効な整理の仕方であり、かつ第三者に伝達しやすいという利点をもつ。しかし臨床家は発病という事態がもう少し複雑なものであることを知っている。早い話が、発病時点一つとっても、それが何時だったかを正確に決めることのできるのは、むしろ例外的な場合のみである。よく聞いてみると、彼女の恋愛体験は発病前のことなのか発病後のことか、はっきりしなくなる。つまり、発病前の恋愛によるのか、それとも発病後、内気な少女の人柄が変わって、非常識になってしまった結果おこした恋愛沙汰なのか、わからなくなる。一般化していえば、発病に先立つ原因連鎖の一要素なのか、病気の結果なのか、よくわからないという場合が非常に多い。直線的因果論で処理しようとすると、どうしても無理がいく。観察者が恣意的に順序を附する危険が大きい。

かりに、あきらかに発病前の恋愛体験だったとしても、次のような疑問が発病状況にはいつもつきまとう。その体験は現実

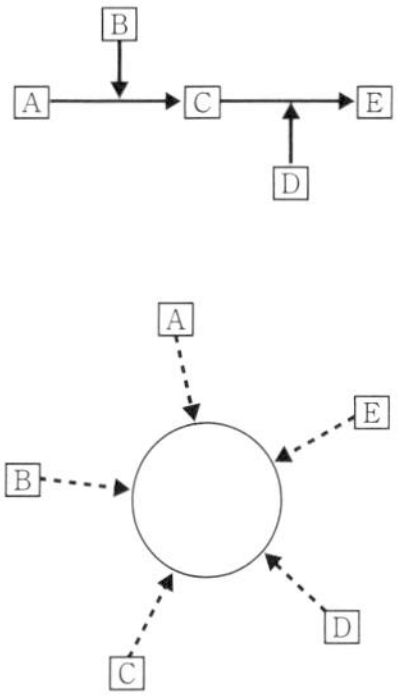

図２

の恋愛にもとづくものだったのか、空想の産物ではなかったのか。ふつう、因果を考える場合空想的な体験などは除外される運命にあろうが、人間にとって空想活動が現実活動に勝るとも劣らぬ力価をもつことを、フロイトやユングやビンスワンガー以来われわれは教えられている。空想の中に無意識の突出をみるか、世界内存在の一様式をみるか、鏡像体験の再現をみるかは別として。

コンステレーション的布置は次の三つくらいのステップからなる。第一は、各要素間の時間的配列順序を必ずしも尊重しないこと、いやむしろあえて無視することさえある。もはや時間的に先か後かは問題にされない。時間的に先にあるからといって、時間的に後にくるものの原因とみなす単純さは、ここでは通用しなくなる。第二に、各要素は、つまりAもBもEも等価とされる。できれば、一見些少にみえる出来事も一見重大事に見える出来事と同様に取り扱われることが望まれる。第三に円環状星座状にそれらを配置し、そこにモデルないしはコンセプトが浮上すれば、そこから逆にA、B、E等は新たに意味を附与されて充実する。強いていえば、ここでは星座的意味の方が、因果的にいえば、因である(もっともヤスパース的には因果連関というべきでなく、了解連関というべきであるが)。

この星座的意味をかりに(筆者の人間学的解釈にしたがって)「出立可能性」とよみとることを許していただくとする。分裂病という病気になる人の発病状況に、とりわけて顕わになる、人間の生の方向の一つのつもりである。どこからどこへと具体的・事実的に家出をすることではなく、そのような具体的出立に先立ってその人に備わる構造的な「出立可能性」のこと、あるいはそれに先立って彼が内的に歩んでいる方向としての「出立可能性」のことである。

「出立」という星座的意味からみるとき、彼女にとっての恋愛も、分裂病とよばれる彼女の精神障害も字面以上の意味をもってくると、私は思う。紙数がないので詳述はできないが、恋愛とは、それが病前か病後かにかかわらず、また現実か空想かにかかわらず、少年少女的世代からの「門出」であり、恋愛以前の自己からの訣別的「跳躍」であり、日常的世俗的公開性から超越的・一回的・自閉的世界への「没頭」である。こういった病人の恋愛体験の前後には宗教性の体験、旅行や家出、自殺企図、両親への暴行などがよくみられるが、いずれも出立的意味方向の別種の具体的表現とみてよいだろう。いや、そもそも分裂病という精神病状態の出現そのものがその一つのあらわれにすぎない。そのような全体視を可能にするのが星座的布置的な見方の効用である。

最後に、星座《コンステレーション》という表現はドイツ系の人間学的精神病理学の状況論と、ユングの分析心理学から借りたものだが、内容は自己流のものであることをお断りしておこう。

3　直観の評価

全体をみるのにはどうしても「直観」の力の必要なことは他の箇所でも述べたし、上述のうつ病診断の例からも明らかだろう。直観を非科学的として排除することこそ、「精神の科学」にあってはむしろ非科学的である。直観を洗練し直観を言語化し直観を共有可能のものにする作業こそ重要である。直観がもつ役割の大きさは一九二〇年代の現象学的精神医学者ビンスワンガー、ミンコフスキーの両人によって、すでに十分に指摘されている。周知のごとく現象学的人間学は本質直観《ヴェーゼンス・アンシャウ》をいう。

しかし、直観を使って診断するといっても、内科のドクターが高熱以外の症状のまだでていない病人を前にして働かせる「勘」や「感じ」とはまったく別の意味の直観である。そのことについて、ビンスワンガーは次のようにいっている。われわれは実は分裂病を〝感情によって《ナッハ》〟ではなく〝感情を用いて《ミット》〟診断しているのである。この感情といわれる心的な他者知覚においては、他者の人格そのものがつねに何らかの仕方でわれわれに現前しているのであって、他者についての断片的な体験だけが知覚されているのではない。

後にオランダのリュムケが早発感情と名づけたのも同じものである。早発性痴呆（精神分裂病）の人に私が出会ったとき、私の心の中に生じる独特の感情がある。それを用いて私は彼を分裂病と診断する。直観とはここではそういう感情のことである。人と人との出会いに際して生じる感情のことである。われわれは時として疎通性の欠如が唯一のサインであるような、いかにも症状の少ない分裂病患者に出会う。精神科医がその訓練の第一課として疎通性の有無をよみとる仕方を学び、以後、病人と同席しているとき自分の中におこる感情、反応に注目する練習をするのは、「精神の科学」がいかに直観を大切な武器としているかを物語る一面といってよいだろう。

直観の問題は近年もブランケンブルク、木村敏など現象学的・人間学的精神病理学者によって好んで取り上げられている。人間が人間と対面するとき、両者の間に無媒介的に開かれる地平はフッサールのいう「間」主観性の問題に通じるのであろう。木村は「間」の異常が病人と診断者の双方にひとしく体験され、病人には「自明性の喪失」や離人症として、診断者には「早発感情」として感じられるのだと説く。

もっとも現実には、今日の分裂病者のなかには「早発感情」や「分裂病らしさ」をほとんど私たちに感じさせない人が少なくない。しかし、それでも直観レベルの何かが分裂病の診断はもとより、うつ病の診断にも、神経症の診断にも、境界例の診断にも必要だという事実はかわらない。

直観は決して診断用のみのものではない。要するに精神療法は一見言語による治療のように見えて、その実非言語レベルの交通、比喩、象徴、描画、身振り等による交通に大きく頼っているのである。

4　人格（パーソナリティ）という全体概念

次に、われわれが使う「全体」概念の代表として人格（パーソナリティ）をあげよう。いうまでもなく人格とは人間の精神生活の統一的・完結的全体をいうための概念であるが、「精神の科学」の中では人間のこの統体的全体の不調和、分裂、崩壊を表現する概念が早くから、しかも数多く作られてきた。それは、何といってもそのようなオーダーの全体を前提せずには記述も了解もできないような現象がこの学問領分に数多く存在したからであろう。

具体的にいうと、人柄ががらりと変わり、その言動にまとまりがなくなる。健康な人がもっている生き生きした、しなやかな雅致《グラチィ》がない。なんとなく常識はずれである。しかも何故か羞恥や反省がない。病気という意識がない。他方で、どうでもよいような些事に著しく拘泥するのに。人格が二つに分かれていると考えた方が理解しやすい出来事もある。もっとも、二つに分かれるといってもいろいろの二重性が考えられる。

人格とかパーソナリティの概念をもっとも必要とするのは心理学者よりも、むしろ病理現象を扱うわれわれであろう。そしておそらく、人格とかパーソナリティについて多くを考えるのもまたわれわれであろう。ここは、病理現象こそ（いわゆる正常者平均者の場合には覆われているところをあらわにするがゆえに）より真実を語るという格言が生きるところである。人格解体、人格変化、人格荒廃、人格水準低下、人格分割、二重人格、人格感喪失等々。精神医学辞典は多数のこの種の概念を羅列している。このうち、ヒステリーの人がおこす二重人格とか三重人格も人間のパーソナリティを考えさせるのにまことに面白い（?）出来事だが、分裂病の人がなんら知的な欠損なしにおこす、独特の人格変化も熟考をさそう不思議なことがらである。現代の精神病理学者が種々の理論をつくって何とか理解しようとしている最大の対象は、分裂病の人格変化だといってもよいかもしれない。当然そのアプローチは全体をみる方法を必要とする。

「精神の科学」者で人格論（パーソナリティ論）を得意とした人は数多く、かつ彼らの説はひろく受け入れられて今日も長生きしている。たとえば性格類型論としてなら、ユングの内向・外向の二極論、クレッチマーの分裂「性格」と細長型「体格」、循環「性格」と肥満型「体格」の対応論、テレンバッハ・下田のうつ病好発性格という独特の範疇などは、臨床的に有効なことがすでに実証されている。シュナイダーの精神病質人格、アメリカ精神医学会が新しく作った「パーソナリティ障害」類型なども、その当否はともかく、「精神の科学」が人格（パーソナリティ）をいつも視野に入れていなければならない事情を物語っている。

しかし、「精神の科学」の作るもっとも洗練された総合理論としての人格論となると、フランス精神医学者（ジャネ、ドレー、クロード、エイ等）の作り上げたそれをいうべきでないか。とりわけエイは精神医学の取り扱うすべての病理状態を「意識野」の病いと「人格（自我）」の病いに二大別し、今日（私の思うには）考えられる限りもっとも見事な整理をおこなった。これらフランス学派の説はつねに他方に神経学的解体をおきながら、精神医学的解体を説いていくので、大変わかりやすい。つまり「部分の科学」的発想と「全体の科学」的発想を対比することで、両者の相補性をあきらかにしてくれる利点をもつ。

5 生活史という見方

同様に全体志向用の武器としてわれわれは生活史《ライフ・ヒストリィ》という概念を繁用することも、ついでに述べておきたい。上述のエイの「人格の病い」は人格の軌道《トラジェクトアール》の病いともいわれる。横断面としての人格とか自我機能でなく、出生以来の私が今日まで描いてきた軌道としての縦断的人格概念である。もちろんエイのこの概念のなかには伝統的な精神病理学の人格解体論とともにフロイトの深層心理学的人格発達論も入っている。生活史という言葉は元来フロイトの精神分析由来のものである。

いうまでもなく生活史には外的生活史と内的生活史がある。臨床の仕事にかかわる者としてはそのどちらも大切であるが、一般に精神の科学者たちは内的生活史をより多く語りたがる。内的生活史にもビンスワンガーのようにさらに微妙に、体験としてのそれと出来事《エライグニス》としてのそれを区別する人もいる。

生活史という縦断軸に沿って人間をみるとき、さしあたり年齢という特色が目に入る。臨床医学はいつも病人の年齢や性に注目し、症例報告の冒頭にそれらを書きつらねるのを習いとしているが、「精神の科学」の場合も同じである。それぞれの年齢に好発の病気、あるいは不適応のスタイルがあって、診断上も重要視される。たとえば、一〇歳代前半のうつ状態には成人のそれとは違う特色があり、その特色は一〇歳代後半に入ると次第に消えるとか、分裂病という精神病は元来青年の病いであって、四〇歳以降に初発することは、ないわけではないがまれだ、といった具合である。

それだけでなく、児童期にはかくかくの、青年期後期にはしかじかの発達課題があるという発達心理学的テーマも、病人や不適応者の欠如態を通じてみるとき、わかりやすく、治療上の参考になる。

また生活史という下敷をおいてみると、現在病人の呈している横断的症状も過去とのからみ合いでみることが可能になる。精神分析はこの点いくつもの概念を発明した。いわく固着、退行、転移、反覆強迫等々。しかし、すべての症状を過去とのからみあいで見るのは深読みのしすぎだろう。たしかに過去による規定のうけ方は病人の病中が一番大きく、同じ病人でも病気から解放されるにしたがい過去による呪縛の度が減り、ついに健康を獲得すれば、過去から相当の自由度を獲得するのだから。しかし、治療が成功して自由を獲得した場合でも、似たような場面に出会うと似たような病理を呈しがちな危険はしばらくつづく。そのためすべての精神療法は「仕上げ」とか「徹底操作」と称して相当に長い観察期を最後においている。

6 範例（理想型）の追求

「精神の科学」はしばしば一例の詳細な報告に基づいて考察を展開する。多数例を集め、そこから共通性を抽出する方法と対蹠的である。この一、二の個別例の中に範例をみる仕方もまた「全体の科学」の一つの手法といってよいだろう。「全体」を表現するのに不可欠の手法だからである。われわれ臨床家は日々の仕事の際脳裡に常に範例的な分裂病、範例的なうつ病をもっていて、その範例に基づいて個々の病人を見、その過不足をはかっている。この範例はたいていの場合教科書上の分裂病の診断基準とおおまかに一致するが、しかしつねに必ず一致するとは限らない。教科書的にはうつ病に入れられないかもしれないが、うつ病の範例に合うケースがあったり、逆の場合があったりする。臨床家にとっては診断項目を並べるチェックリストも有用だが、同時に右のような範例が一つか二つ与えられると、診断上は大変助かる。

ブランケンブルクがアンネという一少女を寡症状型分裂病の範例として選ぶにあたって検討した条件を次のように書いているのは、参考になる。(1)求められる基底的変化の全貌が前景に出ている。(2)症例はできるだけ緻密で内容豊かな自己表現を提供してくれるものであることが望ましい。現象学的分析に際してわれわれがそれほど苦労せずに、患者自身の陳述から本質的構造契機を引き出せることが必要。(3)陳述は信頼のおけるものでなくてはならない。分裂病患者の場合はヒステリー患者と違って暗示を受けにくいから、この点あまり心配しなくてもよい。(4)そうするためには、多数の分裂病患者についての長年の臨床経験から、「大多数の症例で明瞭に聞きとれはするものの、それだけを取り出すことのできない底音」がわかっていなければならない。

範例が必要になるのは、多数例の蒐集から法則を見出す仕方が必ずしもうまくいかないこととも関係があろう。「精神の科学」の領域では、前にこうだったからこうなる、という予測を多数例から引き出し、法則的に主張することは、きわめてむずかしい。また、どの例も範例にぴったりでなく、したがってつねに前例的経験に合致しない予測不能性を含んでいる。これを「全体の科学」の栄光とみるか欠陥とみるか。

7　両義性、曖昧性、中点性

症例検討会というのを臨床学ではしばしばやる。「精神の科学」もきわめてしばしば一例をめぐって、数人ないし十数人で、討論する。その経験によると、あとに充実感の残るほどのよい討論をするには、まず、時間という要因が不可欠のように思う。だいたい一例に二時間程度かけると、思いがけぬ新鮮な局面を浮び上らせることに成功する。しかし、その最後にえられる結論はつねに決して一義的な、クリア・カットな、絶対的結論ではない。「ああもいえるし、こうもいえる」式の両義性ないしは曖昧性を含んだもので、またそうでなければ、症例報告会が参会者に与えるインパクトがどうも十分でないようである。だから敢えていえば、結論を一つのすっきりした形にしないことが、一定の時間をかけるということと並んで、症例検討会の大切なコツといえる。

この両義性、曖昧性の効用は「精神の科学」のいたるところにある。一、二の例を並べると、神経症の人への心理治療がうまく進み出すときには「ああもいえるし、こうもいえる」という両義的構造を十分にもったイメージや象徴が、クライエントと治療者の間で容易に共有されるようになっていることが多い。またクライエントは自分の内的体験を私に伝えるのに「ああもいえるし、こうもいえる」という表現を使うときほど、治療的意味の深い陳述がなされているのであって、そのときもし私が誤って彼に「あれかこれか」の二者択一を迫るなら、彼は私を満足させるために明晰な虚偽をもってするだろう。また、こういうこともここでいう両義性と関係があろう。治療の成功について治療者である私は、それはかくかくしかじかの要点を私がおさえることに成功したからにほかならず、またそれは何々理論にうまく合致したからだと考えているのに、クライエントにそれとなく聞いてみると、彼はまったく別種の治癒機転を考えている。そういうことは現実にまれならずある。この場合、どちらかが間違っているのではなく、おそらくどちらもが真実なのであろう。精神療法にいくつかの学派があって、それぞれの理論や手法が異なるのに、どの流派においても一定の比率で治癒率が報じられるという事実が昔から気づかれていて、精神療法を非科学的だとする批判の一理由にされがちなのであるが、これなども両義性という観点から考えれば、それほど不思議なことではない。治療家の思惑と違う次元や局面で治癒機能が動くことは十分ありうることだし、またいかに冷静なクライエントの自己陳述といえどもふつう一面しかとらえていないのがつねだからである。

第二の例として、「内因性精神病とは何か」を考えるのにとくに両義的な眼が不可欠なことを挙げよう。内因性精神病とは分裂病とうつ病を指すのだが、その内因性とは、身体因でも心因でもない第三の、元来曖昧性を宿命づけられた原因野である。「内から」の原因とは何か。従来どの学派も十分に言語化に成功していない。「デルフォイの神託」とまでいった人がある（クルト・コレ）。したがってこの概念をいっそのことなしにしてしまいたいという誘惑にかられて、分裂病やうつ病をいずれは明らかになる脳病と考えたがったり、あるいは逆に幼児期の母子関係にのみ淵源を求めたがったりする精神の科学者も決して少なくない。しかし、一世紀以上の長きにわたって臨床家が必要としてきた「内因」という概念を尊重し、これを単なる未知の、原因不明の、いずれは「心」か「身」に吸収統合されるべき原因野とみず、むしろここに、独自の原因野がはじめてわれわれの眼にふれる形であらわになっているとみて、今少しポジティヴに「内因性」を規定しようとする努力をする人もいる。彼らは、内因性精神障害が今のところ原因不明といっても、厚生省指定のいわゆる難病のように、身体因性という原因野のうちでの原因不明とは違うと考えている。心身二元論を超えての全人的把握なしには、そもそも病気の成り立ちを説明できないような、そういう種類の病気が内因性というレッテルをつけて「精神の科学」の前に立ちはだかっていると考えている。今のところもっとも勇敢にこの第三の原因野の考察を行うのは現象学的人間学的精神医学者であるが、臨床家一般としても分裂病やうつ病についてはさしあたりあまり性急にクリア・カットな仮説を構成せず、曖昧は曖昧として尊重しながらいこうと考える人が多い。かつて私は諸家が分裂病について考えた、ありうる限りの仮説を書き出してみたら、一一もあったので、われながら驚いたことがある。多次元多層にわたる仮説である（「分裂病の成因論について」精神経誌七八巻、一一九頁、一九七六年。一一とは以下のごとくである。遺伝仮説、体因仮説、心因仮説、性格因仮説、家族因仮説、社会共謀因仮説、社会因仮説、行動論的仮説、人間学的仮説、単一精神病論的仮説、心身症論的仮説）。また臨床家は、内因性精神障害の治療が多元的多層的な視点なしに成功しないことをよく知っている。たとえば内因性うつ病の治療には抗うつ剤だけでは不十分で、うつ病者の精神病理にもとづいた支持的な精神療法がないとうまくいかない。

そのほか、精神の臨床家はクリア・カットな結論の出しにくい事態にごく日常的にたびたび直面させられる。たとえば、日々の治療は本人個人のためか社会とか家族の安寧のためか、よく考えるとはっきりしなくなる場合が、ときどきある。精神科病院の勤務者でなくて、実際に治療家と収監者の顔の二つを使い分けなくてすむ人は幸せであるが、しかしその分だけ彼らは「全体の科学」のはらむ本質特徴に直面する機会を失っていることになろう。さしあたり、われわれにいえることは、日常性、常識性をちょっと離れたところから事態を二重に眺めることくらいか。「二重の見当識」が意外に物事を照らす、よい灯火ではないかということについて、かつて書いたことがあるが（拙著『精神科学のノート』）、ここでいう主旨と同じことであった。

8　事実学と本質学との中道

最後に、哲学との関係について少し触れておわりたい。精神現象を精神現象にふさわしい仕方でとらえるための方法について不十分ながら自前の努力をせざるをえない「精神の科学」者は、好むと好まざるとにかかわらず、哲学者の問題意識の比較的近くにいると思うからである。今日のところ哲学者との交流をはっきり意識している点では、現象学的人間学的立場の一群の精神科医にしくはないだろう。

「（人間学的精神医学は）狂気がただ医学的に治療されるべき疾患というだけにとどまらず、人間にとって自己自身の存在とは何かという古来の哲学の根本問題を一身に具現しているプロブレームハフトな存在様態であることを、はじめて疑問の余地ない学問的方法によって呈示することに成功している。人間学的精神医学によって、形而上学的な存在論の諸問題がはじめて日常性内部の現実的な問題に引き寄せられたと言ってよい。それは狂気が元来日常性とは没交渉の、常識的世界の彼岸に偶発する不可解な現象ではなくて、まさに日常性そのものの内部から、それも日常性が日常性として成立してくる可能性の条件の核心の部分に生起する、人間的な、あまりに人間的な事態なのだということを、ほかならぬ人間学的精神医学が明らかにした」（木村敏）

人間学的精神医学者が好んで引用するのは昔も今もフッサール、ハイデガー、メルロ＝ポンティ、サルトル等である。木村はこれに加えて西田を引用している。最近の学者ではデリダやソシュールも気になる人である。哲学者ならざるわれわれにとって、なぜいまフッサールやハイデガーなのか。ビンスワンガーはいう。「精神医学とよばれる〝心の医学〟は、ちょうど身体医学がいく世紀にもわたり高度に発達してきた有機体に関する学問に支えられているのと同じように、フッサールの先験的意識の学説にもとづかねばならない」。なぜなら「意識というこの完結した活動単位は原始生物の活動単位に類似」（シラジ）し、その「意識という巨人の生体解剖」がフッサールの先験的意識の学説なのだから（『うつ病と躁病』）。

ハイデガー哲学については次のようなブランケンブルクの言葉がよいのではないか。「厳密学として出発した現象学が、原体験にさかのぼろうとすればするほど、それが曖昧、不確定なものになってしまう。しかし（関心、不安、死へ臨む存在、負い目、決意性などとしてハイデガーによってとり出された）実存疇は誰にとってもその原体験の中で思いあたるふしがあるという意味で普遍的構造である。ビンスワンガーはこれらの概念図式を精神病患者に適用して考察し、上記の実存疇が彼らにおいてまっとうに受け入れられなくなっていることを示した。また、それによって従来の精神病理学の診断のレベルと異なる診断のレベルをひらいた。実存疇によるこの診断のレベルではもはや病因は関係ない。それはあくまで病者の体験をより根源的に、包括的に、組織づけて理解するのに役立つに止まる。実存疇のレベルの障害は、原因的にははるか下位の生理的障害の及ぼす一つの結果にすぎないかもしれないのである」。

しかし、もちろん精神病理学と哲学は違う。われわれの現象学は窮極のところ患者をよりよく理解するためのものであって、決してそれ以上のものではない。今少しいえば「患者と、そしてわれわれが患者について直接間接に経験するところを、よりよく理解することだけが目的である」。哲学的存在論はハイデガーのそれのように、存在の意味一般への問を中心におく。不安、恐怖、親しんである《フェアトラウトザイン》こと、親しんでいないこと等々の個別的な存在様式は、それが存在への問い《ザインスフラーゲ》に役に立つかぎりにおいてのみ探究される。精神病理学者が存在問題に立ち入ることがあるとしたら、それは「存在の問題を単に特定の存在様式をよりよく理解するためにだけ取りあげ、しかもこの存在様式も、そこで問題になってくる存在者をよりよく理解するためにだけ取り扱う」のである。したがって、とブランケンブルクは言う。二つの学問は別であり、その違いは決して本質学と事実学というような「取り扱う事柄《ザッヘ》に関してあるのではなく、問いの方向にある。一方においては着眼の背景にとどまっているものが他方では主題となる。逆もまた然りである」。

むずかしいことをいわなくとも、実際われわれ「精神の科学」者は、哲学的現象学者のようにひたすら自分自身の意識や現存在を凝視するという至難な業を通じてはじめて問を問うのではなく、精神病の人の陳述や行動が欠如態として目のあたりに示してくれる人間の条件を、いってみればやすやすと手中にする。哲学者が自分をモデルに人間一般に普遍妥当な理論をつくり上げるという気の遠くなるような責務をもつとしたら、われわれには病人の心理の理解と治療に役立てるという限局的で実利的な責務の中にいるにすぎない。

しかし、だからこそ現象学的哲学にない新味が現象学的精神病理学にあるという人も幾人かいる。たとえば、木村は後者が病人と私とが出遭うところで問題を問うことができるということにむしろ優位性を見出し、独自の「あいだ」論を展開して、哲学者との対話の道をひらいた。またブランケンブルクは本質学と事実学とのすばやい弁証法的インターラクションの必要なことが、あるいは言葉をかえれば、先験次元と経験次元の双方をとりこんだ「先験論的経験主義」ないしは「経験論的先験主義」とでもいうべき折衷的「中道」を発見することが、精神医学的現象学に「新しい経験の科学」を可能にさせると主張している。実際、臨床家の営みは毎日、一方では病人の経験次元の言動（症状とかばらばらの事実）の中に超越的直観的な含み（現象、本質、アプリオリ）を発見し、ただちに他方でそれを経験的所与とつきあわせるという二段操作の連続である。また、病人の言動の中に超越次元と経験次元の双方を読みとらないと、精神病者とのつきあいを長くかつ真剣につづけることはまずむずかしいだろう。言動だけではない。身体についての訴えも、とくに精神病的レベルにある人のときは、内科学的神経学的文脈での身体と、「もう一つの」身体の織りなす「二つの身体」の間の弁証法的相互作用として耳を傾けないと、

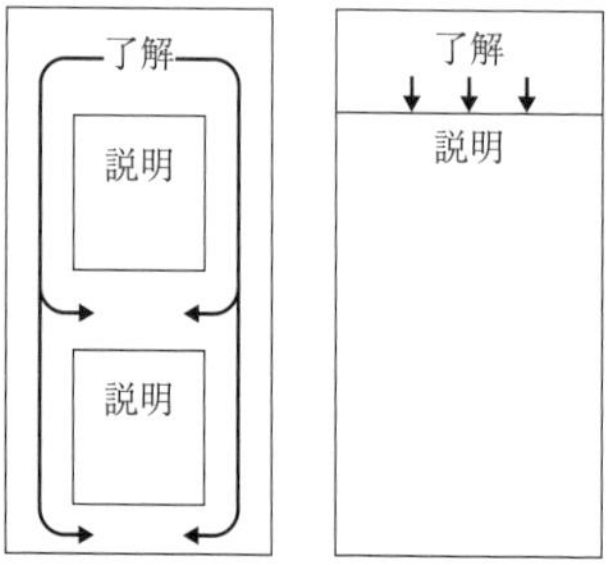

図3　「了解」と「説明」の関係

理解を誤まることがあろう。

むすび

結語をあえて一言でしめくくるとすれば、「精神の科学」のさしあたっての目標は不健康とか異常とか病理的といわれる人間の心理をより的確に了解することだ、ということになろうか。ところで、おそらく近い将来、「身体の科学」や「ものの科学」や「人文の科学」の領域から、人間の心理現象についての新知見や新解釈がいくつも提出されてくるだろう。そのとき、われわれはそれらを貪欲に体内にとり入れながら、「精神の科学」の了解度を少しでも向上させていく義務がある。というのは、たとえば、ある病気に対し、よりよい薬物がつくられれば、それによって「了解」が不要になるのではない。逆に、より微妙な「了解」が可能になり、治療可能性をたかめるはずだからである。「了解」はすぐ行きづまりその先は「説明」しかないとするヤスパースに対し、「了解」こそ「説明」をつつみこむ、より高次の方法だとする安永浩の見解に言及したい（安永浩「精神医学の方法論」現代精神医学大系ⅠC、中山書店、一九八〇年。）。このことを「むすび」として今一度記しておきたい。

例によって拙ない図だが、「了解」と「説明」の関係を示すと図3のごとくなろう。右の図は了解がすぐ行きづまるとするヤスパース的潔癖を示し、左図では「説明」的事項が数多く明らかになれば、それをつつみこんでそれだけ「了解」も深く、かつ浸透的になることを示す。「了解」を深めるために

「精神の科学」は、したがって「身体の科学」や「ものの科学」の進歩をも強く期待しているのである。

内因性精神病の発病に直接前駆する「心的要因」について（一九六七）

1　はじめに

心因を「めぐる」諸問題の一つとして、私がここであえてとりあげようとするのは、内因性精神病の発病にかかわる心的要因である。しかも、幼児期の心的外傷やその他生活史上の比較的古い時点にくらいする「遠因」的な要因を問題にするのではなく、発病時点に直接前駆するところの「近因」的要因に、もっぱら焦点をあてたいと思うのである。したがって従来の慣用の表現にしたがえば、発病契機、誘因としての心的要因、凝集因子（井村恒郎）、結実因子（布施邦之）としての心的要因に関する一考察である。

この主題をとくに選んだ理由はつぎのごとくである。今日なおもっとも支配的な見解にしたがえば、内因性精神病の場合には、かりに発病に先立ってなんらかの心的要因が見出されたとしても、それはおおむね偶然の配列として無視されるか、あるいはせいぜい非特異的刺激として内因性精神病を「誘発」したにすぎぬ、とみなされる。そもそもは身体疾患を考察するさいの視点にほかならぬ「誘因－誘発」

の図式にもとづいた、以上のごとき見解が、内因性精神病の発病を論じるさいにも、場合により、はなはだ有効かつ適切な理論でありうることは、よく知られているところである。しかし「精神病理学的」には、このような見かたが検討の余地をのこすものであることもまた知られている。たとえば、近々一〇年、ドイツ語圏の精神病理学者がこぞって内因性精神病の発病前状況ないしは前野 Vorfeld の分析に力をそそいでいることからも、その一端をうかがい知ることができる。彼らは好んで「状況」とか「構造」といった難解な概念を提出してくるが、結局その狙いとするところは、「環境と人間」「誘発するものとされるもの」といったたぐいの二元論的な観点をできるかぎり、のりこえようとするところにある。

ところでこの種の「状況」論の適否はともかくとしても、「誘因－誘発」の図式が、誘因にすぎないという理由で発病に先立つ心的諸要因の意味をおしなべて無視する危険をもつことを見のがすわけにはいかない。かりに誘因にすぎないにしても、特定の心的要因が他の要因に比していっそうきわだったしかたで発病に前駆するという臨床事実があるとすれば、それはそれとして尊重されるべきであり、また場合によってはそこから再発の予防という「プラクシス」を出発させることも可能かもしれないのである。ただしそのさい、発病に前駆する出来事をたんに表面的指標によって記述し分類するところの、いうならば日常心理学的な、観点に立つことをできるかぎり拒否し、むしろそれらの出来事が当の患者にとってもちうる独自な内的な意味を解明するという方向から、心的誘因の問題にあらためて迫ろうと思うのである。例をあげれば、患者自身やその家族が誘因としてもっともよく口にするところであり、文献もまたしばしば重要なそれとして記述することが多い要因に「過労」があるが、いうまでもなく問題は過労へと人をいたらせたゆえんであって、過労自体はすでにそれに先だつ諸問題への代償的防衛機構の産物にほかならない（サリヴァン）。そして過労へと人をいたらせる道程はさまざまであり、したがってこれを一括して「過労」という名のもとに機械的に記述分類することでことをすませることは少なくとも、心的要因を問題にしようとする立場からは、当をえたこととはいえない。またべつの一例をあげると、身体疾患が誘因となりうることは古くから知られており、かつ日常まれならず観察される臨床事実でもあるが、これに対しては、当の身体疾患が直接間接に心的エネルギーの水準を低下させるとするところのエネルギー論的説明にくわえて、それぞれの身体疾患のその時点における、その人にとっての意味も考えあわせられねばならず、そうなるともはや「身体疾患」という単一の指標を使用することはほとんど意味をなさなくなるのである。

以上が、「内因性精神病の発病に前駆する心的要因」という、伝統的な精神医学の観点からは本来積極的な課題となりにくい主題をことさらにえらんだ理由である。ところで内因性精神病といっても、ここではさしあたり「精神分裂病」と「躁うつ病」をえらび、この二つを極におき、それぞれの発病にさいして発病とからみあうことの多い出来事を「対比的」に考察するというアプローチをとりたい。もっとも、精神分裂病と躁うつ病をこのように「対比的」にながめるという発想自体に難点がないわけではないが、いちおうここでは臨床精神医学の慣用するこの対比に立脚したいと思う。もう一つの内因性精神病として「てんかん」をかぞえ、そのVorfeldが精神病理学的に特徴をもつかどうかを探求することは興味ある課題と思うが、将来の問題である。

以下、まず諸家によって指摘されてきたところを精神分裂病と躁うつ病の疾患別に整理し、ついで自家例から得た知見をもとに考察を加え、最後に今日の段階での結論を述べる。

2 文献的考察

心因的な記載として文献上にみいだされるおもなものは、私の知るかぎり、以下のごとき事項である。まず分裂病についていうなら、彼らは驚愕、飢餓、渇、寒冷、疼痛など直接生存にかかわる脅威には敏感でないが、色情的経験、宗教性をおびた体験、権威的な人間像、とくに父性的な者への両価的葛藤を発病の直前に経験していることが多いということは、すでに早く指摘された（E・クレッチマー）。第二次大戦後、とくに分裂病者になお残存する健康な側面への注目が一般化したことと相まって、分裂病者の対人関係における脱落と孤立が、総じていえば対人的な「出会い」の失敗が、分裂病の主要な発病契機となりうることを、多くの人が確認した（W・V・バイヤー）。さらに分裂病への精神療法の経験が集積されるにおよんで、この点はいっそう深化され、他者に「接近しすぎる」ということも、「孤立しすぎる」ということとならんで同様に、発病への発条の役割をはたすことが明らかにされた（F・フロム－ライヒマン、P・マトゥセックら）。

そのほか早くから注目されてきた契機の一つに「出産」がある。出産の生理的のみにとどまらず心理的な意味の重要性はひろく認められていたようであるが、精神分析的な解釈として定説をなしたのはジルボーグのようである。婦人のみならず男性もまた、子どもをもち父となった時点で発病することを指摘している人もある（ブロイティガム）。

分裂病の発病が思春期という、人間の成熟ないしは発達の危機と密接な関係にあることは、破瓜病の命名以来知られるところであるが、発病契機として「自立、独立、責任といった成人の資格の要求される状況」が少なからぬ役割を演じることも、多くの学者によって確認されている（井村、シュトルヒ、シュルツ－ヘンケ、ヒル、ウィンクラーら）。また現在の段階からつぎの段階への関門の意味で「試験をされる」という状況を重視する人もいる（クラッツ）。上述した恋愛の体験もまた、独立、責任の要求される状況をひらくから、ここにかぞえてもよい。

ついで躁うつ病圏の心的要因となると、この内因性疾患を反応性うつ病から区別しようとする長い努力の結果、クレペリン以来すこぶる豊富な記載がなされることになった。なかでもうつ病の場合に、近親者、愛人との「別離」「喪失」の体験がもっとも重視されたことは容易に首肯できるところであろう。フロイトはこの点をみごとに論じた最初の人であるといえるが、この喪失というモメントは、戦後は人間学的な観点の導入により、実存的な可能性の喪失という意味をもられて、あらたな角度から見なおされるにいたった（ヘフナー、ウィンクラー、ロレンツァー、フェルケル、蔵原、布施）。

しかし一見発病となんの了解連関も存しないかにみえる環境要因の意義について最初に注意をうながしたのはランゲであって、彼は「転居」がうつ病の発病に前駆することが少なくない事実を記載した。この問題については今日まで多くの人が言及し、狭義の転居にかぎらず住居の一部的改築でさえ、転居同様に、契機となりうることなどが確認された。これが主として婦人にみられることの多い契機であるのに対し、とくに最近、男性における契機としてしばしば話題にされるのは、「職業上の昇進」とそれに伴う責任の増大である（パウライコフ）。またここでも分裂病の場合同様「試験」が契機の一つとしてあげられる。べつの角度から、すなわち第二次大戦終了直後の人びとを観察の対象としておこなわれた興味ある指摘として、「負荷軽減」（Entlastung）が契機となりうることを述べたものがある（W・シュルテ）。これは過重な仕事や責任の負荷ではなく、むしろかかる負荷からの解放が契機となるという意味で、重要な指摘であった。同じころナチの強制収容所から解放された人びとが解放後なお特有の病態を示してやまないことの観察から出発して、「根こそぎうつ病」(Entwurzelungsdepression) などという記述が現われた(ビュルガー－プリンツ、H・シュトラウス)が、これはやや特殊な場合といわねばなるまい。

その他身体的な出来事としては、やはりここでも「出産」があげられ(最近ではルフト)、また骨折など作業能力の頓挫をきたす「身体疾患」の心理的意義についても言及されている。

その他、より一般的な指摘として対人葛藤、愛情問題、経済的困苦などが、数えきれないほどしばしばとり上げられている点は、分裂病の場合もかわりがない。

躁病についての契機の研究もないわけではないが、うつ病の場合ほど精力的な研究はないようである。多くの人が指摘する第一は、うつ病の場合と同じく、近親者との離別、愛の対象の喪失である(セイズ、レーム、コーンフーバー、キンケリン、ブランケンブルクら)。最近では躁病の場合にも「状況」論的な見方が適用されはじめ(テレンバッハ、ヘフナー)、また Pressionsmanie などという表現もつくられているが、概念としてはなお不明確で、未熟なもののように思われる。

さて以上の文献上の記載は、いずれも自家例において容易に見出すことができる要因であった。またとくにこれにつけ加えられるべき、別種の構造をもった心的要因は自家例において発見されなかったから、記述的な次元にとどまり、出来事を具体的に記載し羅列することで満足するかぎり、内因性精神病に前駆する主要な要因は、だいたい以上でつくされるといってよいであろう。

自家例についての詳細は紙数のつごうでべつの機会にゆずらねばならないが、以上に述べたごとき記述のレベルでの大まかな特色を述べると、分裂病群では恋愛、縁談、見合、結婚が予想以上に多く、躁うつ病群では職業上の昇進および身体疾患、とくに小手術を伴うたぐいのものが多く、意外に近親者や愛人との別離体験は少なかった。ちなみにわれわれがこのような観察の対象としたのは分裂病群も躁うつ病群もそれぞれ一〇〇例前後であるが、それらの病像についてより詳細を述べれば、分裂病群はそのほとんどすべてがE・ブロイラーの意味での分裂病、すなわち緩慢に経過し内閉性と思考障害を特色とし、多少とも妄想形成を示し結局は特有の欠陥像を呈するにいたるが、しかし人格荒廃にいたることのない病態であって、反応性分裂病（黒沢）、エゴパチー（キスカー）などといわれるものにあたり、早発性痴呆の名にふさわしい、短期（二、三年）に人格荒廃にいたる例や、また非定型内因性精神病（レオンハルト、満田）といわれる周期性良性の病像はごくわずかしか含まれていない。これは結局、発病にさいして環境的な出来事が比較的容易に発見できるタイプの症例だけが、長期の観察のあいだに自然残されたことによるのであろう。

躁うつ病群のほうはといえば、厳密な意味での躁うつ病者をくわしく観察する機会はあまり多く与えられなかったから、観察の主体は単相性のうつ病となった。ただそのさい、反応性うつ病とか心因性うつ病を内因性うつ病から区別しようとする努力はおこなわなかった。その理由は、私もまた何人かの人びとと同様に、うつ病に関するかぎりこれらを鑑別するにたる十分な指標は存在しないし、また鑑別する必然性も存しないのではないかと考えているからである。ただし神経症者の呈した神経症性うつ状態と目されるものは、症候上から極力鑑別して観察対象からはずし、対象の均一性をめざした。

3　人間学のこころみ

ところで、以上のように実際に自家例にあてはめてみると、文献上にみられた記載は全体として必ずしも満足のいくものでないことに気づく。その一つの理由としては、ある要因はより多く主体の「体験」として記述されているのに、他の要因はより多く「環境」上の出来事とみられて記述されており、その間に統一がないことがあげられよう。しかし不満の、より根源的な理由は、どのような出来事もそれぞれの人間の、それぞれの生活史の全体のなかにおかれたとき、そこではじめて、あるいはそこでのみ、心因として論じられることをゆるされるはずなのに、その点の配慮が、力動的といわれる学派のうちでさえ、それほど十分になされていないということである。たとえば、近親者の死と一概にいっても、個々の人間にとって、また同じ人間でも時点によって、その意味するところは当然異なるはずである。この点を無視してしまうかぎり一切の出来事は、（身体的要因としてならともかく）心的要因としての正当な評価をうけるために不可欠な次元をはずれてしまう。

このような欠陥を多少とも是正するためには、どのような方法が可能であろうか。今日私の考えるところでは、第一に、主体と環境との間、あるいは内と外との間にふつう設定されている裂け目に多少とも架橋できるような見地（たとえば「世界」というがごとき）を導入し、体験と事象の両者に共通の次元へと目をむけること、そしてそれによって従来の心因に関する記述が、場合場合により、より体験的であったりより事象的であったりした不統一をこえようとすること、第二には、いわゆる心因（すなわち従来の表現によれば凝集要因あるいは結実要因）を、当の個人（あるいは準備要因）およびひきつづいて起こる病態（あるいは反応）との連関においてみることによって、心的要因という本来個人という背景なしにはおよそ意味をもたない出来事を、不当にも背景からまったくきりはなし抽出してみる人工的な見方を排すること、ただし心的要因を個人および病態との連関においてみるとはいっても、この三者のあいだにもっぱら因果の連関を問う従来慣用の見方をひとまず捨て、三者をKonstellationとしてみること、すなわち「ある個人がある心的要因によってある病態を呈する」という継時的な因果の連関をここにみるかわりに、「ある個人がある病態を呈するとき、そこに同時に出現している出来事としてかくかくしかじかのことがらがある」とみること（したがって正確には、ここですでに「心因」という因果の文脈にしたがった呼称は捨てなければならないことになる）。第三には、心因を問題にするに際して、心因もまたその一構成要素であるところの Konstellation 全体の（もしそういってよければ Vorfeld）の構造的特徴をとらえる方向からせまること、なぜならそれは Konstellation 全体の構造的特徴であると同時に個々のいわゆる心因の特徴でもあるはずだからである。そしてこのように「構造」を問題にするためには、心因といわれる出来事を、もはや日常的な指標によってとらえるのではなく、むしろそのような月並みな概念構成を破壊したうえで、まさに「出来事そのものをして語らしめる」という意味での現象学的方法にゆだねること、以上である。

及ばずながらそのように見ることにつとめ、従来諸家のいうところを逐一参照して行ったのが以下の考察であるが、理解に便なために最初に症例をかかげたい。

うつ病者の一例、三〇歳の未婚男子、母と二人暮らし、農家だが農繁期をのぞいては運送会社につとめる。三人同胞の末子だが、男は一人であるため跡とりである。性格は、小心、勤勉、生真面目、几帳面、責任感つよく、その日のことはその日のうちにすることをモットーにする。しかし熱中性、好訴性はない。人づきあいよく、親切で人に好かれ人に信用もある。親孝行。一言でいえば執着性性格（下田、平沢）、メランコリー型（テレンバッハ）のほぼ典型というべきであろう。体型は少なくとも肥満型ではない。

初診時は、家庭医の紹介状をもって姉に伴われて来院。抑制いちじるしく亜昏迷にちかい状態で、入院をすすめられたほどであったが、さいわい抗うつ剤の効果あり、一カ月後にはいちじるしく回復、三カ月後全快とみなされ、復職。二年後の今日、支障なく元気に働いていることが確認されている。

症候的には、日内変動が主観的にはそれほど明確に自覚されていないことをのぞけば、典型的な内因性うつ病である。すなわち、抑うつ気分（陰気でなにをみても楽しめない、さみしく、空虚で、心にハリが少しもない云々）、抑制（おっくう、仕事のおもしろさが少しも感じられぬ、根気がない、決断がつけられないなど）、不安、焦燥（いらいら、胸をかきむしられる、云々）、先案じ、対人的な気おくれ（人に会いたくない、劣等感）、離人感（自分の感じがせぬ、感情が湧かぬ）、自殺観念、罪責感情（「自分さえいなければ」）、身体的愁訴（頭重、胸部苦悶、心悸亢進、食思不振、体重減少、便秘など）、睡眠障害である。

さて三カ月の治療中に、彼が逐次私に語った発病前状況は、要約するとつぎのごとくである。

七年前、家屋敷の老廃がますますひどくなるので、年来の改築計画をいよいよ実行にうつすべく、そのころはまだ元気であった父親と相談し、仕事の合間に自力でぼつぼつやることを決める。そして作業は遅々とではあったが、進行していった。

ところが二年前、近所の道路で水道工事があり、そのときあまった土を改築用にもらいうける約束ができたため、毎夕帰宅すると必ず土運びをするという重労働がいままでの仕事の上に加重された。これには仕事好きの彼もいささか音をあげる。

たまたまこのころ、父のたっての希望もあって母屋の改築だけ先にすることになり、四カ月の突貫工事によって、なんとか格好のつくところまでもっていった。昼間会社づとめをしながらの作業のこととてずいぶんの重労働であったが、七年ごしの懸案をしとげて、まったく「ほっとした」気持ちであった。

が、皮肉なことに新築の家に引っこしてまもなく、父が中気になるという出来事が起こった。元来親孝行の彼は、病臥する父の夜間の排尿の世話まで自らせねば気がすまず、おかげで睡眠不足の日が約三カ月つづき、さしもの彼も過労の極に達したころ、父は他界する。そしてこのころから彼自身が頭痛などいわば慢性的な風邪ぎみとなり、これがいっこうに軽快せず、いままでの疲労がいっぺんに出てきたようになり、そのうち「胸をかきむしられるような苦しみ」がはじまり、生まれて初めて仕事をする気がしないという「なまけ心」が起こった。これが来院する約一年前である。

以後の一年は一進一退のうちになんとか「歯をくいしばって」仕事にだけは行っていたが、半年後ついに我慢も限界にいたり、なにもする気がせず、加えて感情というものがすっかり湧かなくなり、入浴しても泥水につかっているようで昔の爽快さを思い出すこともできず、ついにむしろ自分がいない方が家族の者にとってはよいであろうと、自殺を考えるようになった。家人も、目にみえてうかぬ顔になり、毎朝起床できないために連日仕事を休むようになった彼をみかねて、医治をうけさせるにいたったという。

以上が発病前の彼の生活の概略である。考察にあたってふつうまず問題になるのは、発病時点をどこにとるかということであろう。多くの場合がそうであるように、発病の時点を正確にすることはこの例の場合にも困難であるが、さしあたり来院一年前、胸をかきむしられるような不安・焦燥、生まれて初めて仕事に行きたくない「なまけ心」、萌芽的にであるが自殺観念、それらが出現しはじめたころとすることで満足しておこう。というのは、われわれの論議にとっては、発病時点を正確に設定することは、それほど重要でないからである。

第二の問題は、発病に直接前駆する心因として、われわれはなにをとりあげるべきかという、本論の主題である。すぐ注目されるのは、この人の場合、やはり「過労」と「睡眠不足」であろうか。家屋敷の改築という大仕事を、勤務のかたわら、こつこつと、しかも独力でつづけてきた七年の歳月、とくに父の希望によって仕事をいそいだこの一年、その上に加えて父の看病のために夜間も十分休むことを許されなかった最後の三カ月、これが彼を過労へとおいやったであろうこと、そしてそれが心的エネルギーを低下させるという意味で発病に少なからぬ役割を演じたであろうことは、まず疑いえぬところであろう。しかし、身体疾患の場合ならいざしらず精神疾患の場合に、「過労」という結末だけをそれに先立つ一連の連関からきりはなし、これを精神病理現象の契機とみることですませることは、さきにも述べたように、決して十分ではない。むしろ「過労」自体ではなく、このような「過労」へと彼をいたらせた道程のうちにこそ、彼をこのような病態へといたらせるのに契機としてあずかったなにかについて知る手がかりが存するのではなかろうか。この場合についていえば、なぜに彼はかくもおびただしい「重荷」を一人で背負わねばならなかったのかがまずもって問題であろう。彼のしかたは、P・ジャネのいう「休息機能の消失」をもっとも思いうかべさせる。ジェネがこれをいったのは軽躁状態についてのようであるが、村上より引用するに、普通には努力の状態がある程度持続されると疲労の状態に移行し、そこで休息によってエネルギーを回復するという統制が働くのに対し、この休息という統制機能が消失するともはや人間は過労への道を不可避に歩まざるをえない、とされる。それはともかくとして、少し観察を細かにして彼の「重荷」の性質を問題にしてみると、容易に気づくことは、それがすべて家庭にかかわる出来事だという点である。もちろん彼が農夫であるという条件がそこにかかわっていることを考慮にいれても、なおかつ、彼を過労へといたらせた「重荷」が、家屋の改築、父の希望での突貫工事、父の看病と、もっぱら家にかかわるものであったことは特徴的であるといわねばならないだろう。これは、後に「合体」という術語でとらえようとする人間学的方向の一つのあらわれと、私はみたいのである。

発病にかかわる心的要因として、過労のつぎにあげられてよいのは、「父の死去」であろう。彼にとって父は長年家屋の改築をともに企ててきたパートナーであったし、事実父病臥後は夜間の排便の世話までかってでる親孝行者でもあったことを考えあわせると、この人のうつ病の起始にも、従来もっともよく論議されてきた「愛の対象の喪失」をみることは一見もっとも穏当に思える。しかし彼自身は、むしろ当時は「父の死によって看護から解放され、正直のところほっとした」ことを、若干のうしろめたさを示しつつあとで述懐しており、また病中の思考内容にも父の主題はまったくといってよいほど出現していないから、愛の対象の喪失と内化という図式はそのままこの人の場合にはあたらない。むしろ彼の陳述にしたがえば、父の死は「愛の対象の喪失」としてではない、まったく別の側面を彼に開いたという。すなわち、父にかわって家長として家をになっていかねばならぬという責任を、自明のことながらまったく新しい感覚でになわなければならなかったと述べていることは、留意されてよい。換言すれば、彼は父の死によって愛を失ったのではなく、責任――それも過大な責任――をせおったのである。

さてさらに従来の知見をもとにして誘因的な出来事をさぐるとすれば、「改築」であろうか。家屋敷の改築は、たとえそれが部分的であろうとも、引越し同様にうつ病の契機としてみられることはすでに述べた。もっとも多くはそれは家庭婦人の場合であるといわれる。しかし七年の歳月をかけた改築にもかかわらず、あるいは旧来の古い生活空間をすてて新しい生活空間を形成することの困難が彼の場合にもなかったとはいえない。彼の表現によれば、それが完成したときなぜか彼は少しも喜びを感じなかったのである。改築の件については、これぐらいのことしかわかっていない。

最後にもう一つ軽視できない契機として、「負荷からの解放」（シュルテ）をあげることができよう。すなわち彼の発病は、改築が長い遅々とした歩みののちにやっと完成したそのあとで、さらには病臥の父が天寿を全うして「ほっとした」直後に、起こっているのであって、決してそれらの道のりのただなかで生じたのではない。

以上は、一人の平凡なうつ病患者について、その発病にかかわる要因として考えうるいくつか（過労、父の死、改築、負荷からの解放）を列挙し検討したわけであるが、さらに考察をこまかにすれば、さらにいくつかの要因をこの症例のなかに探ることも不可能ではないであろう。しかしすでに述べたように、われわれの意図するところは、うつ病のさいにみられる前駆的要因の個々を羅列することではなく、それらすべてに共通の構造的特徴を現象学的方法によってとらえ、理想型を構成することである。

そのような見かたでもう一度この例の Vorfeld へと目をむける。

(イ) 発病に前駆した彼の過労がいかほど過重な「負荷」の結末であったか、については先に述べた。いいかえれば、彼はおそらくそれほどに自己の限界をこえて、自己の「責任」として多くをひきうけずにはいられない人なのであろう。父の死すら、愛する対象の喪失という側面よりも、はるかにつよく新しい責任の「負荷」という側面を彼に提示したほどである。しかし反面、発病状況にかかわった家屋の改築完成や、父の死という出来事は、彼にとっては長い負荷からの「解放」を意味する出来事でもあった。したがってわれわれは、彼の発病状況を構成する軸の一つに「責任ないしは義務からするところの過重な負荷、あるいは逆にそのような負荷からの解放」があることを指摘できると思う。

(ロ) しかし、そのような負荷は彼の場合ほとんど家屋敷の改造計画に起因するものであった。彼の発病に先立つ七年はほとんどそのためにのみ費消され、ほとんどなんらの他の生活領域も（たとえば恋愛など）彼にひらかれることがなかった。換言すれば、この七年間の彼の世界のなかで優位をしめていたのは、家屋敷の改築の問題であって、決して家人や隣人や職場の同僚や恋人や友人などとのあいだの、人間関係の問題ではなかった。とはいえ留意すべきことには、家屋敷という所有物は彼にとっては別種の物件によってただちに代替可能な物件では決してない。むしろそれは物件とはいえ、まさに「かけがえのなさ」という性格をもっており、それゆえにこそ家屋敷のために上述のごとき過重な負荷をも甘んじてうけ入れられたのである。物件とのそのようなかけがえのない関係可能性を考慮に入れたうえで、世界との間の「所有」的関係の「信頼」的関係に対する優位ということをこの例の Vorfeld の特徴としてとりだしておきたい。「信頼」的関係については後述する。

(ハ)　さらにいえば、彼のになった負荷のすべては家あるいは一次集団への寄与という性格をもっていた。このことから彼の場合その努力は、「家の原理」への没頭とでもいうべき姿勢の裏うちをもっていたことを知ることができると思う。自分すなわち家であり、家を脱却しての生活はそもそも彼の脳裏に存在しえない。「父の死」が彼にもたらしえたのもひっきょう「家」の後継者としての責任にほかならない。換言すれば、彼は家という集団に内在的な秩序や制度を矛盾なくうけ入れ、つねにその中心へとむかって「合体」的に志向するのである。彼の親孝行、真面目な働き者としての評判、常識の優先、世評への配慮、自責的傾向などの性格特性にも、集団の内在的秩序への参画を一義とする合体的志向の現われをみることができる。

以上の三つを要約すると、この人の Vorfeld は、

(1)　「負荷」ないしは「負荷軽減」という性格をもつ。

(2)　世界との間に「所有」的関係が優位をしめる。

(3)　「合体」という人間学的方向に沿っての動きをあらわにしている、とひとまずいえよう。

ところでこの特徴づけはすべて最初から分裂病との対比においてなされているのである。

分裂病者の一例、二八歳の未婚の学究。

彼は、すでに二年前からさる病院に入院中であったが、最近一年小康を得て病院から研究室への通勤を自由にゆるされるようになった大学院学生である。といっても、この二年間にシュープといってよい再発が、さいわい軽度ではあったが、計三回みられ、その間医師にとってはいわゆる「関与しつつの観察」が比較的たんねんにおこなえたので、発病状況というより「再発状況」について考察するのに好個の例として、ここにえらんだ。

二年前の発病は、ちょうど彼が四年の大学院博士過程修了まぎわの時点で起こった。もっともすでに大学院入学当時から指導教官のA教授になぜかそぐわぬものを感じ、研究室への出席もおこたりがちで、あるときにはおよそ自分の研究テーマとはなんの関係もないにもかかわらず、しばらく教室をはなれる目的で、東南アジア留学の志があることを申し出たりもしたほどである。しかし、それでもとにかく四年間を大過なく過ごしてきたのであったが、学位論文の提出が話題にされるころになって急に、「教授が自分を退学させようとして、いま教授会をひらいている、退学させられるまえに自分から身をひかないととんでもないことが起こり、家の者たちに類がおよぶ」と感じ、退学届を事務室に提出する。結局このときは教授や同僚の説得で退学届だけは撤回するが、以後教授に対する猜疑はついに消えず、最終試験寸前になって亜昏迷様の困惑状態となり入院し、とうとうこの年の卒業をふいにした。

この状態は入院後約半年で寛解し、以後もう一度やりなおすべく病院から研究室への通勤をゆるされ、研究もいままでになく順調に進捗し、病室でも控え目ながら巧みなユーモアで人を笑わすほどになっていた彼が、あるとき急に無口になり、再度上述したのと同じ妄想を抱く。このシュープは約二カ月で終焉したが、彼の語るところによるとふたたび教授への猜疑が生じる契機となったのは、ちょうど一週間前教授から大学院卒業後の就職の件を話題にされたことであった。どういうわけかよくわからないが、それを聞くうちに教授への猜疑心が頭をもたげだし、そして猜疑心が出てくると、世の中のことごとくが信じられない気持ちになり、人の心の裏と表が気になりだした。しかも困ったことに、それだけでなく、教授への猜疑心が生まれると同時に、自分の内なる細々とした自信さえ、なぜか急にしぼんでいくようで、たまらなく孤独になっていった、という。

ところが、二カ月して小康を得たころ、たまたま九州に住む父親が頓死するという非常事態が起きた。そしてここで父の葬儀のために片道ほぼ一日の旅をしなければならなかったのであるが、周囲の心配とはうらはらに、父の急死、強行軍の帰省という出来事は、彼の病像をまったく動揺させることがなかったのである。

第二回のシュープはさらに数カ月後、好調のゆえに退院をゆるされてまもなくの時点で起こった。退院後一カ月はどうやら好調を持続し、いよいよ論文にとりかかるということでわれわれを安堵させていた矢先、ふたたびまったく同様の妄想が出現し、不眠と徘徊のすえに昏迷状態におちいり、入院する。今回は、人を介して論文の早期提出を教授が自分にいってこられた、というのが契機である。彼にとっては、論文の早期提出のすすめは、同時に、一日もはやく教室を出て就職せよ、という意味でしかなかったのである。卒業まぎわの今回の入院は、ついに卒業論文の提出を時間ぎれとし、前回の入院がそうであったとまったく同様に、卒業不可能とした。そこで結局彼にのこされた道は、自ら退学して再入学を期するか、そのまま落第判定をまつかの二者択一となったのであるが、ここで彼がえらんだ道は、躊躇なく「退学」であった。そしてそれがえらばれた理由は、再入学というかたちでふたたび研究室にもどれる可能性がいくぶんなりとものこされているとともに、就職によって研究室の生活から完全に縁を絶つこともしないですませられる、という二つであった。それによって、彼はかろうじて一応の安定を見出した。

以上がこの人の再発状況の概略である。結論を先取りすると、われわれは、この例の考察から、分裂病の発病状況を構成する特徴を、さきに述べたうつ病者の場合と対比的に、つぎの三つにまとめて述べることができると思う。

(1) 発病に前駆する要因は、対人的な近さと遠さ (nah und fern) のプロポーションのくずれにかかわる。
(2) 人が世界との間にむすぶ「信頼」という関係可能性の破綻にかかわる。
(3) 「出立」という (人間学的) 方向に沿っての出来事である。

さてこの学生の発病は二度の再発もふくめて、例外なく特定の個人すなわちA教授との人間関係にかかわっている。それも教授が彼の就職や卒業論文を話題にして彼といつもよりは密接な交渉をもとうとするときに起こっている。彼の言にしたがえば、「A教授が自分に近づいてくるのは、つねになにかの問題をもってこられるときであり、いったい教授が自分をどう思っておられるのか、かいもく見当がつかなくなる」のである。平素自分だけが教授から疎遠であることを気に病んでいる彼であるのに、教授の接近はまったく逆説的な効果しかもたらさない。すでに文献紹介のなかで対人的接近のもつ危険についてふれたが、前分裂病者が対人的な「近さ」と「遠さ」に関する柔軟な調節的態度を失っていることは、この例においても例示できる。

ところで、ここでは省略したが、彼はこの数年間にA教授のみでなくつぎつぎと何人かの知人に特別の昵懇をのぞんで接近している。換言すれば、彼の生活はつねに「重要なる他者」をめぐっており、そのつど「誰」（Wer）が問題となるような関係が、すなわち世界との「所有」的な交わりではなくして「信頼」的な交わりが、優位をしめている。

しかしさらにホリゾントをひろげてこの人の発病状況をみれば、最初は卒業を目前にして、二回目は就職を話題にされた直後に、最後は卒業論文の提出を促されて第一回同様卒業直前になって、それぞれ発病している。彼自身も気づいているところであるが、いずれの折りにも研究室から離れて出ていくことが暗黙のうちに要請される状況で起こっているのである。ところで彼は発病時点のはるか以前からA教授になじまず、研究室への出席も怠りがちで、ときには研究室をはなれて外地へおもむこうとしたり、また（明らかに病的状態におちいった上ではあったが）退学届を提出しようとしたり、要するにいつも研究室ないしは教授から離脱し一人違った世界を求めて「出立」しようとばかりしてきたアウトサイダー的人間である。それでいて彼もまた、前分裂病者の多くがそうであるように、研究室という自分がなかば否定している世界、そこから容易に出立できないという両価性をもつがゆえに、出立を要請される状況においてこそ、容易に安定を失うのである。

4　「出立」と「合体」

以上述べてきたところを手がかりとして精神分裂病と躁うつ病の発病前状況の構造的特徴を、対比的に総括するとつぎのごとくである。

1　Nähe-Ferne と Lastung-Entlastung

前分裂病者がそもそも人間に対し「近さへの不安」(fear for intimacy) と「遠さへの不安」を共存させて生きることは古くから知られているが、つねに「個」たらんとする彼らの動向は、当然他者に対して不断に「誰」が問題になるような関係を構成しないではおかず、そのため彼らは本質的に対人関係のうちで「近さ」と「遠さ」の統合に腐心しなければならない。いいかえれば対人的に「近さ」と「遠さ」のプロポーション、すなわち Proper distance を失いやすい不安定さをもち、いわゆる心因的な出来事も significant な人間とのあいだに起こる接近と離間に関係する。

これに比し躁うつ病者では、他者とのあいだに「誰」が問題となるような関係の構成はずっと少なく、比喩的にいえば、彼らの対人過敏は you に対してではなく、「誰彼なし」(土居) の they に対してであり、いきおい自分自身についても who I am がではなく、they に対する what I am が問題にされざるをえない (フロム-ライヒマン)。前者の「遠近」に対するのは、ここでは集団の価値や秩序の維持にかかわる責任の「軽重」である。しかもこの点で彼らはしばしば重要なるものを重要ならざるものから弁別するエネルギー経済のセンスを失っている (テレンバッハ)。さらに負荷軽減がただちに無聊という別種の負荷とならずにはおかないということ (シュルテら) のうちにも端的に示されるように、彼らはもっぱら Lastung-Entlastung の軸の上を動き、いわゆる心因的な出来事もまた、つねにこの意味での負荷ないしは負荷軽減にかかわる。

2　「信頼」と「所有」

前分裂病者は、世界や自分自身と、主として「信頼」というしかたで関係をむすぼうとする。他者にむかっても自分に対してもつねに「誰」が問題であり、かけがえのない他者への信頼がそのまま自分自身への信頼を、そしてまた自己評価を、構成するような世界関係のうちに生きている。そしてふつう心因といわれる出来事も、significant な人間への信と不信という両価的事態と深くかかわっている。

これに対し前躁うつ病者は、世界や自分自身とのあいだに、主として「所有」というしかたで関係をむすぶ。この世界関係のなかでは自分自身もふくめて、人間や事物は「持ち主」ないし「持ち物」としての側面を提示する。しかしいうまでもなく持ち物にも、それなりの「かけがえのなさ」があり、それはそのときの彼にとって決して他のいずれとも交換可能な物件ではないのである。この「かけがえのなさ」のためにこそ、初めてそこに喪失（Verlust）という事態が起こりうる。したがってここでいう「所有」的関係とは、決して「我‐汝」に対する「我‐それ」のごとくに、「信頼」的関係に対して低格な関係の謂ではないことに注意を促したい。それはともかく、彼らのアキレス腱は、前分裂病者のそれが信と不信の問題をめぐったのに対し、もっぱら所有と喪失の問題にかかわるといえよう。

3　「出立」と「合体」

この対語は、この小論で述べたところを総括ししめくくる言葉でもある。「上昇」と「下降」が諸家によってしばしば人間学的意味方向として語られるのと軌を一にして、この「出立」と「合体」もまた一対の人間学的意味方向とここでは考えられている。すなわち前分裂病者は、現に彼らの住む世界（故郷であれ集団であれ家庭であれ、またこの世間一般であれ）に否定的に対し、そこに内在する既存の秩序や既成の価値規準から脱却し、「個」として独立的に一人外へと「出立」しようとする動きの中に不断に自分をおいている。しかしまた彼らは容易にそこから出立できないようにできており、その点でつよくフラストレイトされている（この点を明らかにするのに役立つのはヒル、ベイトソン、ジャクソン、ウィン、リズらの家庭研究であろう）。そしていわゆる心因的な出来事もまた、挫折的とはいえ、「出立」というこの基本線上での動きにほかならない。もっともこのさいの出立は、外部的な事情でやむなく、強いられる形をとるときもあれば、自ら冒険的に身を投げるしかたでおこなわれることも、また誘惑されるという形でまったく被動的におこなわれる（クーレンカンプ）こともある。

これに対し前躁うつ病者の内的行動の方向は、つねに自らがおかれたその世界になんらかの中心を見出し、そこへと向かって「合体」的に志向するところの、内への方向である。彼らは容易に集団や家に内在する秩序や原理に親和し、つねにその一員として、というよりもむしろその中心と合体している。そしていわゆる心因的な出来事もまた、このような既存の秩序の崩壊の危機、ないしはかかる秩序のにない手としての危機という性格をもつ。

5　今後の課題

以上で、従来諸家によっていわれてきたところに若干の私見を加えての私なりの整理を終わりたいと思う。しかし、いうまでもなくここには問題点も少なくない。たとえばすでに記したが、分裂病と躁うつ病を両極におくという前提自体に問題がないわけではないし、またここで考察の対象とした病型が分裂病や躁うつ病の代表的病態といえるかどうかについて議論もあるかもしれない。また現象学的、人間学的であろうとしながら、心「因」という因果論的な概念を暫定的にだが、最後まで使用しなければならなかったことにも、問題はかくされている。しかし、逆にさらにここから発展できるかもしれない。いわば正の問題点として、さしあたり以上のごときVorfeldの人間学的な性格づけから出発して、内因性精神病そのものの心理構造を論じる通路を見出していこうとする方向があげられる。ここで述べた「出立」と「合体」は、たんにVorfeldの性格づけであるにとどまらず、分裂病と（躁）うつ病の基本的構造をも示唆しているつもりなのである。また以上のごときVorfeldの構造的特徴についての知見をふたたび臨床精神医学の次元で応用して、診断や治療というプラクシスに益する、などということも課題となりうると思う。たとえば、一見うつ病にみえても、またそのVorfeldがLastung-Entlastungと「所有」という二つの構造的特徴をもっていても、もう一つの特徴であるところの「合体」という構造をそのどこにもよみとれないような病者については、うつ病と診断することをひとまず保留したうえで治療を考える、などというしかたで利用できないものであろうか。もっともこれらはすべて将来の問題である。

文　献

（1）Alanen, Y. O.: On factors influencing the onset of schizophrenia in the light of a family study. *Confinia Psychiatr.*, 8. 1965.
（2）Baeyer, W. v.: Erschöpfung und Erschöpftsein. *Nervenarzt*, 32; 193, 1961.
（3）Becker, E.: Toward a comprehensive theory of depression. *J. Nerv. Ment. Dis.*, 26; 135, 1962.
（4）Blankenburg, W.: Lebensgeschichtliche Faktoren bei manischen Psychosen. *Nervenarzt*, 35; 536, 1964.
（5）Bräutigam, W.: Zur Erkrankungssituation und psychotherapeutische Indikation bei Schizophrenen. III Internationale

Symposium der Psychotherapie der Schizophrenie, 177, 1965.
(6) Brew, M. F. and R. Seidenberg: Psychotic reactions associated with Pregnancy and Childbirth. *J. Nerv. Dis.*, 111; 408, 1950.
(7) Bürger-Prinz, M.: Psychopathologische Bemerkungen zu den zyklischen Psychosen. *Nervenarzt,* 21; 505, 1950.
(8) 土居健郎「うつ病の精神力学」精神経誌、六八巻、一六六頁、一九六六年(抄)。
(9) Fromm-Reichmann, F.: Intensive Psychotherapy of Manic-Depressive. *Psychoanalysis and Psychotherapy,* 221, 1959.
(10) 布施邦之「反応性うつ病の力動的構造に関する臨床的研究」精神経誌、六二巻、一三九二頁、一九六〇年。
(11) 布施邦之「うつ病の発病契機としての喪失体験について」日本精神病理・精神療法学会第二回大会抄録号、二五頁、一九六五年。
(12) Häfner, H.: Zur Daseinsanalyse der Schwermut. *Z. Psychther. med. Psychol.*, 8; 223, 1958.
(13) Häfner, H.: Die existentielle Depression. *Arch. Psychiat. Nervenkr.*, 191; 351, 1954.
(14) Häfner, H.: Struktur und Verlaufsgestalt manischer Verstimmungs-phasen. *Jb. Psychol. Psychother.*, 9; 196, 1962.
(15) 平沢一『軽症うつ病の臨床と予後』東京、医学書院、一九六六年。
(16) Haase, H. J.: Zum Verständnis paranoider und paranoid halluzinatorische Psychose am Beispiel allein-stehender Frauen. *Nervenarzt,* 34; 315, 1963.
(17) Haase, H. J.: Soziopsychiatrische Untersuchungen an alleinstehender *Frau. Fortschr. Neurol Psychiat.*, 32; 279, 1964.
(18) Janzarik, W.: Die pathogene Rolle des Situativen im Vorfeld schizophrenen Psychosen. *Folia Psychiat. et Neur. Japonica,* 19, 1965.
(19) Janzarik, W.: Der Aufbau schizophrener Psychose in der Längschnittbetrachtung. *Nervenarzt,* 34; 58. 1963.
(20) Kornhuber, H.: Ueber Auslösung zyklothymer Depression durch seelische Erschütterungen. *Arch. Psychiat. Nervenkr.*, 193; 391, 1955.
(21) Kuhlenkampff, C.: Gedanken zur Bedeutung soziologischer Faktoren in der Genese Endogener Psychosen. *Nervenarzt,* 33; 6, 1962.
(22) Kuhlenkampff, C.: Psychotische Adoleszenzkrisen. *Nervenarzt,* 35; 530, 1964.
(23) Kratz, H.: Prüfungssituation und Schizophrenie. *Jb. Psychol. Psychother.*, 12; 53, 1965.

（24）蔵原惟光「価値喪失うつ病」精神医学、三巻、四七九頁、一九六一年。
（25）Kisker, K. P. und L. Strötzl: Zur vergleichenden Situations-analyse beginnender Schizophrenien und erlebnisreaktiver Fehlent-wicklungen bei Jugendlichen. *Arch. Psychiat. Nervenkr.*, 202; 26, 1962.
（26）Kielholz, P.: Diagnostik und Therapie der Depressiven Zustandbilder. *Schweiz. med. Wschr.*, 87; 107, 1957.
（27）Kretschmer, E.（新海訳）『精神療法』東京、岩崎書店。
（28）Kretschmer, E.（切替辰哉訳）『敏感性関係妄想』東京。
（29）Lange, J.: *Die endogene und reaktive Gemütserkrankungen und die manisch-depressive Konstitution.* Bumke Hbb. Bd. IV, Spez. Teil II, 1928.
（30）Lange, E. und G. Poppe: Faktoren der Sozialen Isolierung im Vorfeld paranoider Beeinträchtigungssyndrome des höheren Lebensalters. *Nervenarzt*, 35; 194, 1964.
（31）Lamas, P.: Observations on the Psychotherapy of puerperal breakdown. *Brit. J. med. Psychol.*, 34; 245, 1961.
（32）Luft, H.: Die Wochenbettdepression—Klinik und pathogenetische Faktoren. *Nervenarzt*, 35; 185, 1964.
（33）Lorenzer, A.: Die Verlustdepression—Verlust u. existentielle Krise. *Arch. Psychiat. Nervenkr.*, 198; 649, 1959.
（34）村上仁「変質性精神病に関する一考察」村上仁『精神病理学論集Ⅰ』一九七一、みすず書房。
（35）村上仁・笠原嘉・阪本健二「心因論」『精神分裂病』（猪瀬・臺・島崎編）、東京、医学書院、一九六六年。
（36）Matussek, P.: Zur Frage des Anlasses bei Schizophrenen Psychosen. *Arch. psychiat. Nervenkr.*, 197; 91, 1958.
（37）Mayer-Gross, W.: *Die Auslösung durch seelische und körperliche Schädigungen.* Bumkes Hbb. der Geisteskrankheiten, Bd. IX, 112, 1928.
（38）Pauleikhoff, B.: Ueber Veränderungen des Situationsgefüge. *Arch. Psychiat. Nervenkr.*, 193; 277, 1955.
（39）Pauleikhoff, B.: Ueber die Bedeutung situativer Einflüsse bei der Auslösung endogener depressiver Phasen. *Arch. Psychiat. Nervenkr.*, 197; 669, 1958.
（40）Pauleikhoff, B.: Ueber die Auslösung endogener depressiver Phasen durch situativer Einflüsse. *Arch. Psychiat. Nervenkr.*, 198; 456, 1959.
（41）Petrilowitsch, N. u. K. Heinrich: Zyklothymie-Endogene Psychosen von depressivem und manischem Typ. *Fortschr. Neurol. Psychiat.*, 32; 561, 1964.

(42) Schulte, W.: Die Entlastungssituation als Witterwinkel fur Pathogenese und Manifestierung neurologischer und psychiatrischer Krankheiten. *Nervenarzt*, 22; 140, 1951.
(43) Schwank, M., Hafner, H. u. H. Seydel: Puerperale Psychosen als Modell der Psychosenauslosung in einer Reifungskrise. *Jb. psychol. Psychother.*, 12; 36, 1965.
(44) Strauss, E.: Entwurzelungsdepression. *Nervenarzt*, 4; 118, 1958.
(45) Tellenbach, H.: *Melancholie*. 1961.
(46) Tellenbach, H.: Zur Situationspsychologischen Analyse des Vorfeldes endogener Manien. *Jb. Psychol. Psychother.*, 12; 174, 1965.
(47) Weitbrecht, H. J.: Aus dem Vorfeld endogener Psychose.（Klinische Beobachtungen zur Frage der Auslosung）. *Nervenarzt*, 35; 521, 1964.
(48) 矢崎妙子「うつ病の発病前状況」精神経誌、六八巻、一六九頁、一九六六年（抄）。

精神医学における人間学の方法（一九六八）

1　はじめに

この表題からさしあたり思いつく論議の方向は二つである。一つは人間学の立場にたつ諸家の方法論のそれぞれを、その哲学的背景にまでもたちいって対比検討するという方向であり、あと一つは、人間学的潮流のなかでのそのような方法上の差異はいちおう不問にふし、一般人間学という、いうならば生物学的自然科学的医学への反措定としての学が、精神医学のみならず医学一般のうちにおいて、どのような理由で独自の科学性を主張することができ、どのようにしてプラクシスに寄与していくのか、要するに人間学的研究全般の大まかなプロフィルを画こうとする方向である。

周知のとおり一九二〇年前後の欧州の精神医学に発し、精神疾患者における「人間」ないし「世界」の理解をめざしたところのこの動向は、ついにL・ビンスワンガーの金字塔的ともいえる大著『精神分裂病』（一九五七年）を生むまでにいたったが、それだけに反面、人間学という一つの標識のもとに包含される研究方法も今日ではかなり多様なものとなった。一、二の例をあげると、ビンスワンガー一派の「精神医学的現存在分析」とツット一派の「了解人間学」の間には、説明的と了解的（村上、木村敏[11]）、あるいは疾病学志向的と症候論志向的（木村敏[10]）という対比が可能なほどの懸隔があったり、またフロイト的人間観に親和的な人間学としからざる人間学（たとえばミンコフスキーのそれ）という区分が可能であったり（村上[12]）、さらにはビンスワンガー、クーン、ブランケンブルクらとゲープザッテル、シュトルヒらとの間にも、また同じく現存在分析をいうビンスワンガーとM・ボスとの間にさえ、方法論的対立[3]という意味ではかなり厳しいものがあるようである。また「医学的人間学」の名で知られるv・ヴァイツゼッカーとビンスワンガーの方法論の相違[13]についても種々論議が生まれうるであろう。

しかし、筆者はここで以上のごとき、専門的な、それだけに枝葉に立ち入らざるをえない論議を避け、第二の方向を選びたいと思う。すなわち、多様な人間学派にいちおう公約数的と思われる方法をとりだすことにつとめ、それを人間学諸派間の論争としてではなく、精神医学の多くの方法の一つとして検討する方向を選ぶ。

ところで方法に関する論議がえてして抽象に傾きやすいことは、その本性上ある程度やむをえないにしても、人間学も臨床に根ざす経験科学でありうるからには、できるだけ具体的な素材をもとに討議することが望ましいと思われる。その意味で、もとより不十分のそしりは免れないが、以下に内因性精神病に関する筆者自身の人間学的考察の要約をかかげ、それに即して、方法論上の考察をこころみるという形式をとることを許されたいと思う。

その前に、蛇足のきらいがないでもないが、二つ三つ人間学の大まかな特徴についてふれておきたい。精神医学的人間学は、まずなによりも、（精神医学もまたそこから免れえないところの）現代医学がその対象に向かっておこなう細分化と没個性化に対抗する総合と個性化の医学の一翼をになうものとして、意義をもつ。もっとも、対象への徹底した細分化と没個性化によって初めて多大の成果を獲得するにいたった今日の生物学的医学といえども、ことプラクシスに関しては、医学の真の対象は病にあるのではなくして《病人》にあると述べ、医師の「倫理」として患者の全人的把握を説くことを忘れてはいない。しかし精神医学において患者への全人的把握が要請されるのは、医師の「倫理」としてばかりでなく、「学」としてである。これは精神医学がそもそも身体医学からどうしてもはみだす部分をもたざるをえないということと無関係ではない。それは換言すれば、全人的把握なしにそもそも疾病の把握が成り立たないような、そういう種類の疾病が精神医学の領域において初めて全貌を現わすということである。身体療法とともに精神療法という特殊な治療手技についてわれわれが真剣に取り組まざるをえないということも、これと同じ事態を由来している。後にもふれるが、精神疾患者に固有の世界、平均者のそれを絶した彼らの心理と論理への了解という方法は、一般医学としてはいちおう主題的に関知せずともすむ方法であるが、精神医学においては、これなしにはいかなる治療法といえども形骸に堕するほどの基礎的な方法である。人間学という、生物学的医学への反措定が生まれるのが、医学のなかで了解を治療の基本的原理とする唯一の分野であるところの精神医学からであるということは理由のないことではない。

もっとも、医学のなかで患者の全人的把握をめざすブランチとしては、他にもたとえば、社会福祉的なオリエンテーションに立つ公衆衛生学などがあげられよう。したがって精神医学的人間学がいうところの全人的把握の質をより明らかにするためには、いま少し補足が必要であろう。要約していえば、精神医学的人間学は一つには人間を、かけがえのない歴史的一回的存在という地平でとらえることであり、二つには人間の言葉ないし表現をこそ人間理解への王道として尊重する、ということであろうか。換言すれば、精神医学的人間学はやはりフロイトに代表される生活史的医学の系譜をひくものであり、また一義的に「言葉」ないしは「表現」にかかわる解釈学でもあるのである。

2　内因性精神病に関する一つの人間学的解釈――「出立」と「合体」

前述したように、方法論上の論点をひろい出すため、まず筆者自身のおこなった人間学的解釈の要約を述べることを許されたい。これはすでにその一部を、第三回精神病理・精神療法学会のシンポジウム「心因をめぐる諸問題」（井村恒郎座長、西園昌久副座長）の席上で発表したものである。(8) 人間学的解釈の深さと確かさという点においては、初歩的な段階にしかないが、問題点をひろい出すための素材にはなると信じる。

結論を先取りすれば、精神分裂病と（躁）うつ病とは、それぞれ固有の人間学的意味方向の途上において発来される特有の精神病態である。そしてこれら二つの人間学的意味方向を筆者はそれぞれ「出立」と「合体」とよぶ。換言すれば、分裂病とは、そもそも「出立」的意味方向に沿って生きてきた者が（いかなる過程的病変によるにしろ、いかなる心的衝撃によるにしろ）原因的次元のいかんにまったくかかわりなしに、この「出立」という基本線上における挫折的な出立を経過することによって到達するところの病態であって、しかもその病態もまた、たとえ望ましく規範的な出立ではないにしても、一つの「出立」としての様式と形態をそなえる。そして（躁）うつ病とは、同様に、「合体」的意味方向を生きる者が、原因のいかんにかかわらず、「合体」という線上での挫折を経過することにより到達するところの病態であって、その病態もまたそのいたるところに「合体」的志向の具体的な現われを示す。さらに言葉をつげば、「出立」と「合体」は、ちょうど「上昇」と「下降」がそうであるように、精神病者に基本的な一対の意味方向として考えられている。たとえば意味方向としての「出立」というとき、どこからどこへの出立という具体的・事実的なそれを指すのではなく、そのような具体的・行動的出立を可能にするためには、それに先立って彼にそなわっているはずの構造的な「出立可能性」のこと、あるいはそれに先立って彼が内的にあゆんでいるはずの方向としての「出立可能性」のことをいいたいのである。

さて、分裂病者は、すでにその発病のはるか以前から、たとえば家庭に対してであれ、所属集団に対してであれ、また世間一般に対してであれ、文明そのものに対してであれ、とにかく現に関与しつつある世界につねになかば否定的に対し、そこに内在する既存の秩序や既成のしきたりないしは価値志向から超越的に脱却し、つねに「個」としてひとり、どこかへと向かって出立しようとする動きのなかに、不断に自分自身をおいている。もちろんそれは必ずしも自己の外なる外界へと文字どおり家出的に脱出することとはかぎらず、内なる自己への日常的平均的なかかわりかたからの自己否定的な脱却もまた、当然そこに含まれる。

ところで、このように「個」として出立する者がその世界のうちでまっさきに出会うものは何かといえば、それは同じく「個」としての他者以外のなにものでもない。すなわち、そこに出現しうるのは「誰彼なし」の代替可能な多数者の一つとしての他者ではなく、「誰」としての他者である。このような他者の出現は当然分裂病者の世界の構成を特有のしかたで規定せずにはおかない。すなわち、他者は「かけがえのない」他者となり、他者への関係はこのかけがえのない他者への「信頼」か、しからずんば「不信」という二者択一となる。そして他者への信頼がそのまま、とりもなおさず自己という存在への信頼となって自己評価を構成し、逆にこのかけがえのない他者への不信は、いかほど些少であっても、すぐさま自己評価の著明な低落を結果する。したがって要するに、「出立」という基本的方向に沿う分裂病者は、世界に対してのみならず自分自身に対してさえ「信頼」というしかたの、あるいはその欠如態としての「不信」というしかたの関係を優先させつつ生きるのである。さらにもう一段、この対人関係の構造の微妙さへとたちいれば、われわれは容易に、そこにかけがえのない他者との間の対人距離の不安定さに苦慮し、ときとしてその不安定さのゆえに対人接触の断念にまでおよぶ分裂病者を見いだすことができる。さしあたりたいていは、彼らはかけがえのないこの他者への「接近の不安」と「離間の不安」から脱却できない。ここで重要なのは、個としての自分の個としての他者への「距離」の感覚であり、ひっきょうするに、その座標軸はNähe-Ferne、すなわち「遠さ」と「近さ」という水平の軸である。

ところで、このような「出立」という人間学的意味方向に沿い、かつ「出立」に由来するところの「信頼」と「遠近」(Nähe-Ferne)という構造的特性をもって構成された世界は、ただちに発病後のはなばなしい病態においてのみひらかれる世界とはかぎらず、発病以前の前分裂病状態から、いちおうの急性期を通過し、あるいは寛解し、あるいは欠陥へといたる種々相を包含し一貫している世界とここでは考えられている。

これに対し(躁)うつ病は、自らがおかれた世界のうちにつねになんらかの意味で原点を見いだし、それへと向かって「合体」的に志向するのをつねとする。彼らは家や集団や文化や思想に内在する秩序や原理に本来親和的であり、ほとんど抵抗なしに、そのような集団精神の具現者、あるいはその忠実な一員として機能することができる。というより、より正確にはしばしばその中心そのものと一体化する動きのなかに自分をおいている。

ところで「出立」という意味方向から「信頼」と「遠近」という二つの、それ自体不可分な構造特性がひき出されたのとまったく同様にこの「合体」からも「所有」と「軽重」（Lastung-Entlastung）という、これまた不可分な二つの構造特性がひき出される。まず「合体」という方向を生きる者の世界のなかで、自分をそれと一体化させるにたる形象として現われてくるのは、もはやさきに述べた「誰」としての人柄ではなく、それへの一体化がなんらかの意味で現在の安寧と現状の保存をもたらすであろう権威の具現者としての人「物」である。いいかえれば、これは「誰彼なし」の像である。そしてこの「誰彼なし」の権威像と自己の関係を、できうべくんば不変に保持し存続し維持しようとする努力が当然そこに生まれ、それが彼の世界の構成を決定してしまう。このことは、一言でいえば、世界との間のみならず自分自身との間にさえ、主として「所有」というしかたの関係を優先させることを意味する。もっとも、ここで「所有」関係といっても、たとえば「我－汝」の二人称関係に対して一段低格な「我－それ」関係を意味するのではけっしてない。すべての人間学的概念がそうであるように、ここでいう「所有」もまたいっさいの評価的価値判断と無縁である。「所有」もまたさきにあげた「信頼」とまったく同等のしかたで、世界構成に不可欠な、世界への人間のかかわりかたである。そして「所有」という世界関係のなかでは、自分自身も含めて人間や事物は、相互に「持ち主」ないしは「持ち物」としての側面を提示しあう。「かけがえのなさ」は、「出立」を生きる者にとっては人と人との信頼関係のなかで立ち現われる他者に付与されたのに対し、ここでは所有的関係のなかで立ち現われるところの対象――それはもちろん、人物でもあれば物件でもありうる――に付与される。たとえば、かりに物件が問題であるとすると、その物件はそれなりのかけがえのなさを付与されており、少なくともそのときの「持ち主」たる彼にとっては、けっして他のいずれとも交換可能、代替可能なしろものではない。そして彼らは、分裂病者がかけがえのない信頼関係のなかで自信と自己評価を育くむのと軌を一にして、(それの人物であれ物件であれ)かけがえのない権威的形象との連繫を維持し所有することのうちに自己評価の基盤を見いだす。しかしながらそれゆえに、すなわちかけがえのない所有ということのゆえにまた、「喪失」(Verlust)という事態との遭遇が不可避となるにいたるのである。

つぎに、合体者にとっての他者とは、比喩的にいえば you ではなく、「誰彼なし」の they であり、いきおいそれに対応するところの自分自身に対しても、彼は who I am よりも、what I am を問題にせざるをえなくなることを指摘するなら、「出立」における対人的「遠近」という水平の座標軸に対応するものとして、「軽重」(Lastung-Entlastung)という、いうなれば垂直軸が合体者にとって重要であるゆえんをなかば述べたことになろう。what I am すなわち、自分が一体化している集団の価値と秩序を恒常的に維持することへ向かって自分がいかほどの「責任」をはたしつつあるか、それが彼がつねに当面する問題である。彼にとって世界は重いか軽いかの問題としてとらえられる。たとえば同じく「対人過敏」といっても、分裂病者のそれは重要な個としての他者への接近と離間の不均衡に関する、すなわち信頼に関する過敏であったのに対し、(躁)うつ病者のそれは、価値や秩序のにない手としての they に向かっての対人過敏であり、それは結局、無名の they に向かって自己の負うべき責任的負荷(Last)の「軽重」について、彼が本来もつところの鋭敏さの反映にほかならない。

3　その方法的検討

以上の人間学的考察についての方法論的な検討を加えるのが、この項の目的である。以下便宜上、項目別に述べる。

1　日常の平均的な臨床経験とそして治療的関心からの出発であること

このことはあらためて述べるまでもないかもしれないが、前節で述べた考察の母体となったのはそれぞれ相当数の分裂病者と（躁）うつ病者についての臨床観察である。そしてそのいずれも例外なく平均的な患者であり、それに対する筆者の診療もこれまた平均の域をほとんど出るものでなかった。人間学を臨床不在、患者不在の理論的構築にすぎないとしたり、あるいは傑出者についてのみ可能な文学的美学的叙述であるかのごとくみる誤解に対しては、強く反対したい。

もっとも、筆者がここでとくに人間学にとっての日常的・平均的な臨床経験の重要性を強調したいと思ったのは、もしわれわれがアプリオリなもの（といってもここでは内因性精神病を構成する構造的なものといったほどの意味においてであるが）への探究へとより深くいたろうとすれば、それだけいっそう入念に、なによりもまず平均的・日常的経験のレベルを純化しておくべきだという原則的なことがらを、この領域においても確認しておきたかったからである。人間学的研究と称する論著がしばしば長文の症例報告を含むこともこれと無関係ではない。

そのように純化すべき日常的臨床経験として筆者が選んだのは、二つの精神病の「発病状況」である。

これへの比較的綿密な研究をこころざすにいたったのは、一つには一九六〇年前後からドイツ語圏でこの問題が脚光をあびつつあったという外的刺激にもよるが、内的な動機は、精神病へのわれわれの精神療法の研究、ひいては彼らの家庭についての研究から生じた。とりわけ藤縄らとおこなった[4][5]「家庭研究」はアメリカ学派がねらうほど容易には精神病の《成因》の解明に役だちそうにはなかったが、発病状況というような、すなわちひとりの人間の生活史上において健康から疾病への飛躍をあえてなさしめるこの転轍点の解明は、家庭というホリゾントを与えられるとき、ひときわ新たな様相を呈して現われることを知った。ちなみに「出立」と「合体」という二つの意味方向をよみとるための、もっとも手近な手がかりもまた「家庭研究」の知見のなかから得られたものである。

したがって、筆者の場合かなり意識的・主題的に「治療法」を考えようという立場から出発している。このように治療的関心と比較的密な関係にあるということは、それが主題的か非主題的かという表面的な区別はあるにしても、人間学的傾向の一つの大きな特徴といってよいであろう。なぜなら、なによりも人間学はその出発点からして精神病者の全人的了解を可能にするための学であったからである。人間学派の少なからぬメンバーが精神分析に関心の深い人びとであったことも、このことと考えあわされてよい。

2 自明的・通俗的概念構成からの脱却

発病状況自体は日々われわれが取り扱う日常的経験であるが、これを理解するための方法という点になると、日常的・通俗的概念ははなはだ無力なことに気づかざるをえない。内因性精神病は了解不能な、したがって当然その発病も脳病理学的原理によってのみ説明されるべき謎であるとする一種の学問上の

「近道反応」[1]を論外とすれば、われわれはふつう発病状況を問題とするとき、つぎのように事をはこぶのをつねとする。まずそこにおいて特異とみえる出来事を順番に取り出し、たとえ非主題的であるにしても、因果の文脈のうえでそれらを配列し、しばしば《了解》という名のもとに常識心理学的基準に従って取捨選択の評価をおこない、そればかりか、はなはだ不明確な区分によって、それらをあるいは「内」なる体験として、あるいは「外」なる環境的出来事として標識づける。その結果生まれるのは、過労、対人葛藤、家庭内葛藤、孤独、経済的困窮などという羅列であり、しかもそれらのうちある要因は発病との間に《了解》的意味連関が見いだしにくいという理由で否定的な評価を受けるか、あるいはこれらの出来事や体験の背景になんらかの身体的心的機制が想定され、そこから間接的に説明されるか、そのいずれかである。この種の思考過程は、しかしながら、患者に固有の世界の理解を優先しようとする立場からはけっして十分とは思えない。少なくとも二つの、一見自明とされる概念構成が消去される必要が生まれる。その一つとは、病前人格、誘因的出来事、発病という三者を因果的な系列において、あるいは肯定的に、あるいは否定的に、配置し整理しようとするわれわれ臨床家に根強い因果論的思考法を、ひとまず、できるかぎり傍におくことであった。そうすることによって、たとえば時間的に前にあるというただそれだけの理由でそれらを時間的に後にくるものの原因であるかのごとくに、事物に即して人間を考えることをなんら不思議としない思考法が、発病状況というような、とりわけて人間的な場面の考察にさいして、妨げとなる度合いをいくらか低めることができる。もう一つの、消去されるべき自明的なものとは、常識心理学がもっとも確実で信頼すべき基準としておこなうところの安直な《了解》や説明であることは、すでに諸家がくりかえし指摘するところである[1]。しかしながら、これまたわれわれにとってきわめて脱却しがたい通弊であるので、これをできるだけ避けるためつぎのごとき方法がとられた。つまり精神疾患者を正常者ないしは平均者との対比においてとらえ、いたずらにその異常性のみを概念化するような方法を意識的に避け、分裂病者と（躁）うつ病者を直接に（つまり規準としての平均的心性をまずおき、それを媒介として比較するということなしに）対比するという方法をできるかぎり徹底しようとした。分裂病と（躁）うつ病とを対比的におくということ自体まずもって疾病論的に問題がないわけではないことは周知のとおりであるが、ここでは精神医学的人間学が、哲学や哲学的心理学の知見の異常心理へのたんなる応用にとどまり、つねに何々の「欠如」、何々の「不足」として精神異常を定義しつづけることから、なんらかのしかたで脱出するための一つの布石として、このような対比をあえてこころみたわけである。

3　解釈学的現象学という方法の適用

以上は実は解釈学的現象学の適用のための準備段階である。二つの自明の概念を以上のごとく傍におくことによって「発病状況」はつぎのごとくみられるにいたる。すなわち、発病状況とは、もはや「ある人がある要因によってある病態におちいる」という継時的な因果連鎖のための舞台ではなく、「一回的な生をあゆむ者が、いかなる理由によるにせよある種の病態を呈するようになるとき、そこに出現し展開される出来事としてかくかくしかじかのことがらがある」というように、いわゆる《心因》的ないしは《誘因》的な「出来事」は、当の「個人」やそこで呈される「病態」とともに、その三者の構成するKonstellation（布置ないしは星座）のうちへと配置される。したがってここではもはや発病《要因》のみがその背景から人工的に切り離され、孤立的に取り扱われることはない。またその《要因》が発病にさきだつ誘因であるのか発病後の症状であるのか、あるいはより端的に病気の原因であるか結果であるかという、しばしば決定しがたい問いを問う必要はそもそも存しなくなるし、またある出来事が自分から求められたために生じたのか、あるいは被動的にふりかかってきたのか、それを区別する必要も生じない。ここではいっさいの出来事は（たとえそのうちのあるものはいかほど取るにたりぬようにみえても）それら自身もまたその構成要素としてそこに深く関与している konstellation 全体のなかでながめられ、しかもこの Konstellation という一つのホリゾントの構造や体制を「明るみにもちきたそう」とする努力とはなはだ密接な連関において、初めて個々の「出来事」の意味が問われる。このように「意味を明るみにもちきたそう」とする場合、われわれはふつうそれを解釈学的現象学に負う。

周知のごとく解釈学的現象学とは、神学、心理学、ときとして法学においてももちいられる哲学的・文化科学的方法論の謂であり、「事象そのものへ」とか「現象それ自身からして自らを語らしめる」などという現象学の基本についての標語は、われわれにもすでにかなりなじみ深いものになっている。ともあれ人間学と総称される一団の潮流の公約数的なものの一つに、この解釈学的現象学という方法がもちいられることをあげるのは、おそらく正当であろう。

現象学についての説明はここでの任務でないので、われわれの精神病者の場合にもどろう。分裂病の発病状況に現われる出来事としてわれわれはつぎのようなものを知っている。恋愛、縁談、見合、婚約、結婚、性体験、宗教への関心の出現、宗教的体験、旅行、出産、親となること、試験、入学、自立へのこころみ一般、両親との葛藤、両親や家人への暴行、家出ないしは家出類似の行為、自殺企図あるいはそれに等価の行為など。これらについて、上に述べたごとくに、Konstellation の構造との連関においてそれらの「意味」を明らかにしようとするとき、私はそこに「出立」という意味方向をよみとるのである。例をあげよう。たとえば恋愛である。まれならず分裂病の発病状況においてみられる恋愛（失恋ではない）から、われわれは彼らにとっての恋愛の意味をつぎのように知る。ある人にとって恋愛は両親からの、あるいは少年的世代からの「門出」であるにとどまらず、恋愛以前の自己自身からの訣別的な「跳躍」であり、性を初めとするもろもろの新しい主題の侵入の脅威にさらされる。しかしある者にとっては恋愛は日常性、世俗性、公開性への関心を放棄させ、直接的・一回的な存在様式へと「没頭」することを命じるし、またある者にとっては、むしろ恋愛とは、愛する者との合一であるといわれる反面において、他者の介入を断固拒否する、なかば自閉的な世界の構成であるがゆえにその病者にとってはなはだ危機的であること、をわれわれは教えられる。しかも恋愛はけっして休息を彼らに与えず、たてつづけに渇望に油をそそぎ、どこへかとかぎりなく超越し上昇することを促し、きわめてしばしば生命の神秘に開眼させるという型で、宗教的体験への移行をみせることは、臨床上われわれのしばしば遭遇するところである。発病状況における恋愛は、かくのごとく、まさしく「出立」的意味方向の顕現以外のなにものでもない。同様に「出立」の具体的表現を、われわれは宗教性の体験においてはいうにおよばず、旅行や家出や自殺企図や両親の暴行などという一見ありふれた行為のなかにも、みてとることはそれほど困難でないと思う。もっとも彼ら分裂病者はそもそも出立的であり、事実的につねに出立せんとしつつ、現実には出立を完成しえないというアンビヴァレンツのなかに閉じこめられており、それゆえに「出立」という基本線上で挫折を宿命的にくりかえすことは、さきにも述べたとおりである。恋愛もまた、さしあたってはたいてい成就しない。

（躁）うつ病者についても、別離、喪失、昇進、成功、試験、手術、身体疾患、転居、心的負荷からの脱却、出産などが発病状況においてみられることの多い出来事と思われるが、たとえば昇進、入社、入学などの「成功」は、そもそも集団の共有する価値志向と十分に一体化しかつその維持存続をもって自己評価を形成している者にとってこそ、ひときわ意味ある出来事でありうるが、皮肉にも彼らにとっては「成功」は長い期待という負荷からの解放であると同時に、新しい世界の構成の出発点という意味で、つぎの負荷とならざるをえない。結局彼らは「成功」によっていままでの役割と責任とその把持のために不可欠な原点を見失い、新しい世界のなかにそれをふたたび見いだし、そこへと事実上「合体」しおえるまで危機を脱することができないのである。喪失も別離も、内因性うつ病の発端とともにみられるような場合のそれは、かけがえのない所有的世界関係を前提として初めて意義をもつであろうこともまたいうまでもない。たとえば長年の懸案であった娘の婚姻をすませた老母のうつ病は、それに先立って信頼的関係よりも所有的関係のほうに比重の勝った対人関係をその娘との間に構成していた、という前提がそもそも必要である。そしてそれは意識的には母としての責任からの解放（Entlastung）であるが、と同時に、関心の対象の喪失によるところの空白と無聊が、すぐさま別種の負荷（Belastung）として圧力を加えずにはおかぬことが端的に示すように、彼女は Lastung-Entlastung の軸上をもっぱら動かざるをえない人間である。

以上は、「発病状況」についての私なりの現象学的解釈の一端を不十分ながら示したものであるが、これをもってもし現象学的解釈と称することを許されるとすれば、それはただ、次のような点にあろう。多様な発病時の出来事の背後に、つまりそれらの出来事とは別個の次元に、心理的ないしは生理的機構をほとんど自然科学的思考法になぞらえて仮説し、それによって上のもろもろの出来事を説明しようとする方法を、可能なかぎりとらなかったという点にあろう。いうまでもなくこの種の機械論的説明もまた精神病理学にとって不可欠な方法的意義をもっている。問題は方法としてこれを人間学のそれと混同しないことである。このことと関連していえば、説明的方法もまた《解釈》と称されることが多く、解釈学的現象学のいう「解釈」とまぎらわしい場合が少なくないが、後者は、ふつう《解釈》というとき考えられるように恣意的にあることがらのうえに別種の系列の意味を投げかけたり、好みの価値で色づけたりすることではなく、すでに解釈に先立って、非表明的に漠然と予感的にとらえられている可能態としてのことがらを、ことさら表明的主題的に浮かび上がらせ、あかるみのうちへともたらし、明らかな概念として仕上げることであり、それが「ヘルメノイティーク」としての解釈である。したがって解釈が可能なためには、それに先立ってすでに漠然となにかを了解させる地平がひらけていなければならない。この漠然たる「了解の地平」なしには、解釈は解釈可能的なことがらへとあらかじめねらいをつけることができない。つまりここでは「了解」が「解釈」を可能にするのであって、解釈によって初めて了解が成り立つのではない。そういう意味での「地平として」の「了解」は、したがって人間学的解釈の母胎である。これ以上の解明をこころみることは筆者には困難だが、いずれにしても、われわれ精神科医の血肉と化している感のあるヤスパース、H・グルーレの了解心理学的な了解概念を人間学的方法がこえなければならないことだけは確かであろう。

4　了解と解釈

以上に従えば、「出立」と「合体」という解釈も、それに先立ってすでに、非表明的にではあっても、そのような概念の形成へと向かっていく前段階的なもの、予感的なものを「了解」していたはずである。この点を具体的に検討しておくことは、解釈という行為の本質を少しでも明らかにするためにむだではないであろう。

さきにもふれたが、「出立」と「合体」という概念の形成にもっとも大きく寄与したのは家庭研究の知見であった。前分裂病者の家庭内において占める実質的に末梢的な地位。それに伴って、つねになんらかのしかたで家庭からの脱出を志向し、事実、家出的な行為化をなすことさえけっしてまれではない彼ら。それにもかかわらず容易には家庭から出立できないしくみができており、分裂病の発病は、たとえ不幸な形態であるにしても、家庭からのそれなりの脱出の成功であるとみなしたくなるような多くのケース。これら分裂病の家庭についての経験は最初、分裂病者における「家庭からの脱出」的姿勢というあいまいな表現でいちおう言語化された。もちろんそれとともに、前分裂病者に多くみられる孤立、自閉、現実離反、空想、拒否、内向、無力、偏屈などというなかば以上生物学的規定をこうむっているはずの性格特徴も、世界への人間のかかわりかたとしてこれをみるとき、出立者としての姿勢を暗に示唆していたし、それのみか、分裂病症状の開花の後に、いわゆる「現実との生ける接触の喪失」「現実からの退行」として特徴づけられる反日常的、反世俗的言動もより人間学的表現をもってすれば、日常的な時空間意識から超出拡散し、妄想という形で日常次元よりいちだんと大きな秩序のなかへと自己を組み込もうとする絶えざる超越への努力もそうであった。さらには、まれにしかないとはいえ、分裂病者にみられる芸術的創造行為やアウトサイダー的言動。さらにより外的な現われとしては、思春期というもっとも自立的な時期に集中する彼らの発病。社会学的・疫学的研究が仮説するごとく（移動説、漂着説など）、一つの社会という枠内で末梢へと、さらにはその外へと向かって彼らのえがく脱出的行動軌跡。最後に治療上の経験として、いたずらに家庭への復帰を急ぐよりも、かえって家出可能性を準備させるほうが効果的な場合がときとしてみられることなど。以上羅列しすぎたきらいがあるが、これらはいずれも発病状況の考察において筆者に「出立」という概念を形成するに先立って了解的にとらえられていた諸事態である。

同じことを（躁）うつ病者についてもいおうとするなら、次のようなことがらを挙げることができよう。彼らが家庭内において占める中心志向的な、まれならず家長的な役割の保持、そもそもそこからの脱出を考えることすら困難にしている内外の事情、病前性格の特徴としての同調性、常識性、勤勉性、事物や習慣への執着性、ときとして示される強迫傾向、きちょうめんさ、現状変更への反抗、同一化傾向、発病後もなお、親「として」の、子「として」の、職業人「として」の劣等感ないし罪責感として示される役割志向の根強さ、精神分析用語を借用するなら、終始つきまとう超自我の問題、自殺にさいしての「私さえいなければ」という言葉のなかにもっとも端的に表明されるところの、自己犠牲によっても集団の原理を維持しようとする姿勢、社会精神医学的に指摘されている階層、年齢、職業、都市における多発地区の分裂病者のそれとの対蹠的相違。それらのうちに筆者が合体的志向の顕現を暗黙のうちにみていたことは確かである。

5　人間学的概念の特性

人間を物や生物に即してみるのではなく、まさに人間に迫るのにふさわしいしかたであらためて概念を形成しつつ進もうとするのが人間学であるとするなら、その過程においてつくられる人間学の概念とはどのような特徴をもつべきであるのか。これについてはおそらく多くのことがいわれるであろう。しかし、ここでいう「出立」と「合体」に関するかぎりは、さしあたりつぎの二つの点を指摘するしかない。その一つは二元論的視点の止揚であり、もう一つは目的論的視点の導入である。

「出立」も「合体」もともに主観と客観、内と外、精神と行動、能動と受動などの二元論的視点を止揚しているつもりである。なぜなら「出立」も「合体」も主体の主観体験の性格づけにとどまるものでなく、さりとて客観的に計測可能な表出のための記述用語でもない。また内への志向を現わすとともに、外への動向をも表現のうちに包んでいるし、純粋に内的な精神の行動方向の謂であると同時に測定可能な軌跡となって外へ顕われる精神的志向の謂でもあり、さらには自らの意志で能動的になされる場合も、外部的な事情で受動的に強いられたり誘惑的におこなわせられたりする場合も、ともに一つの概念のなかに含まれる。このような概念の形成は、その動力を従来慣用のカルテジアン的二元論的思考の仮構性への反省から得ていることはあらためていうまでもないであろう。

第二は目的論的視点の介入である。これは、人間の歴史的生成の内側へとふみこみ、彼の歴史を未来へと向かって駆動する意味「方向」、あるいは未来から彼を引き寄せる「目標」へと不断に注目することを意味する。「出立」や「合体」という概念が、人間が「どこへ」と向かってあゆみつつあるかを不断に問うところから生じたものであることは、説明を要しないと思われる。

このように、「出立」と「合体」は、完全なしかたでというにはもちろんほど遠いが、いちおう精神病的「人間」を考究するにふさわしいしかたで概念化しようとした努力の所産ではある。

6　理念型としての機能

しかしこのようにしてつくられた人間学的概念にとって実際的に重要なことは、これが「理念型」として機能するということのほうにあるかもしれない。つまりここで「出立」といわれるとき、すべての分裂病者にあてはまらないにしても、分裂病者はそもそもその発病に先立ってすでに「出立」的志向を生きており、原因のいかんにまったくかかわりなしに、「出立」という基本線上での挫折的な事実的出立を経験し、それを通過することによって、やはり「出立」という方向にしか生じえない病態としての分裂病を病むにいたるという、いうなれば「出立の病」としての理念型的分裂病観が一つ形成されることになる。「合体の病」としての（躁）うつ病についても同じである。

いうまでもなく「理念型」は一つの思想像であって、もちろん実在でもなければ、図式でもなく、「むしろ一つの純粋に理念化された極限概念」[17]（M・ウェーバー）であって、われわれはそれに「照らして」実在の個々の分裂病者を観察し比較し、彼らのもろもろの部分にそれにふさわしい意義と秩序づけを与えるという機能をもっている。たとえば、ある分裂病者はある点においてはまさに事実的に出立的な生を生きつつも、逆にある局面においてはむしろ基本的な「出立」的意味方向に背き逆行的に生きようとこころみるかもしれない。そのために起こる現実面での一見無秩序な錯綜も、理念的志向に「照らして」初めて、その逆行の意味があかされ、意味ある無秩序となりうる。

ところで、従来のいかなる人間学的概念も、それが形成されるや否や、やはり理念型的にはたらきはじめると思われるが、理念型にはいずれの場合にもそれが適用され実在を照らす理念となりうるために至当な範囲がおのずとかぎられているはずであり、われわれの場合にもこのことは例外ではない。というよりもこの点を明らかにしておくことは精神医学における人間学が疾病論から完全に無縁となりえないことを示す意味でも重要である。

7　理念型としての限界について

筆者が観察の対象としたのは、分裂病の場合、平均型（H・エイ）、反応分裂病（黒沢）、人格分裂病（安永）、状況規定性分裂病、エゴパチー（キスカー）などとよばれることの多い病型、すなわち緩慢に経過し内閉と思考障害をその特色とし、多少とも妄想形成を示し、結局は特有な欠陥像を呈するにいたるが、人格荒廃とよばれるほどの病態には、治療の密度のいかんにかかわらず到達しない人びとであって、筆者はとりあえず便宜的にこれを「ブロイラー型」と略称する。これに対し比較的短い間に人格の荒廃する病型や（便宜上これを「クレペリン型」とよぶことを許されたい）、周期性良性の病像を呈する非定型内因性精神病（レオンハルト、満田）はごくわずかしか含まれていない。こうなったのには発病状況に焦点を合わせたため環境要因が容易に発見されるタイプの者だけが長期の間におのずと残されることになったという事情も関与していようが、より本質的には、分裂病の典型を筆者がブロイラー型のなかにみて、クレペリン型、非定型のなかにみなかったことに由来する。

したがって筆者が「出立の病」という理念型を考えるとすれば、それは分裂病のうちの上のごとき病型を呈する人びとについてである。これに対しクレペリン型はどの程度「出立」的とみうるか、よくわからない。非定型精神病はこのような視点からするかぎり雑多にみえ、あるいはまったくブロイラー型同様にみうるもの、むしろ「合体」的なうつ病者になぞらえてみるほうが正鵠を射ていると思われるもの、さらに人間学的な性格づけのいちじるしく困難なもの、などに分かれるように思われる。

（躁）うつ病の観察の主体は単相性うつ病であり、うつ周期前後に比較的短い軽躁を呈する例をべつとすれば、典型的な躁うつ病はかぞえるほどしか観察の機会に恵まれなかった。それが（躁）うつ病として（躁）を括弧にいれた理由である。したがって「合体の病」という理念型は躁うつ病の全体に及ぼされてよいものとは、今日のところ思えない。躁うつ病のなかには「合体」の病とみうるものと、むしろそのような人間学的な本質特徴を取り出すことのしごく困難なものと二様が存する点で、非定型精神病についての印象と少し似ていた。なお、うつ病圏内では反応性うつ病、心因性うつ病を内因性うつ病から区別する努力はしなかったが、その代わり神経症的傾向のいちじるしい抑うつは、症候論的に比較的厳密に排除し、対象の均一化を期した。

以上により筆者のいう「出立」と「合体」をその理念型とする病態の輪郭は、いちおう臨床精神医学のレベルで明らかにされたと思う。もちろん、筆者が分裂病の典型をブロイラー型にみているという点や、またうつ病概念の範囲とか診断基準とかいう点になると臨床上の種々の異論が予想されるが、ここでは精神医学的人間学の理念型もいうなればその守備範囲をつねに明らかにしておく努力をすべきであって、この点をあいまいにしすべてに牽強附会的に理念型をおしつけてはならないという当然のことを述べたいだけである。

8　人間学的理論の《検証》

人間学の知見が現象学的方法による解釈の産物であり「本質直観」によるとはいえ、《検証》が不必要であるというわけにはいかない。「出立」と「合体」についていえば、これらはもちろん多様な解釈の一つにすぎないから、それがいかほどの妥当性をもつかがなんらかの型で検討される要がある。しかしながら、《検証》とはいっても人間学的概念はそもそも実証科学的なそれとは違ったしかたで形成されたものである以上、その《検証》も実証科学のそれのたんなる踏襲であるべきではないだろう。できれば人間学的概念にふさわしいしかたの《検証》がなされることが望ましい。

ひっきょう精神医学的人間学は実際的には理念型として機能するということに着目するなら、その《検証》はそのようにしてつくられた理念型の妥当性、適用範囲、理念型の基となる解釈（この場合は出立と合体）の妥当性を検討することになりはしないか。事実、理念型の構想はつねに暫定的であって、つねに新しく構想しなおされることを求められているのである。筆者自身はいまのところ自分の「出立の病」「合体の病」という疾病論的理念型を検討し修正するための場所としてつぎの二つの領域をもち、かつつぎのごとき方法にたよっている。

一つは診断にさいして経過、予後についての予見をつねにおこなっておくことである。もう一つは、以上についで、仮説に従って治療法を選択し、それによる治療効果についての予測をおこなっておくことである。たとえばかりにうつ病の症候論的項目をほとんど完全に満たしている一人の患者がいるとする。しかし彼の生活歴、家庭における役割と位置、発病状況、性格などからして「合体」的さらには所有的、Lastung-Entlastung 的な人間学的構造を彼の全体のなかにどうしても適確に読み取ることのできない場合、ひとまずうつ病と診断することを躊躇したうえでその経過を追うが、そのさいいちおう筆者なりの予見をその患者の経過と予後について相当たちいったしかたで行なっておく。「出立の病」としての分裂病についても同じである。

つぎには、確実に「出立の病」的と診断された分裂病と、かたや確実に「合体の病」と診断できたうつ病についてては、仮説に従って、原理的にまったく異なった精神療法的態度をとり、その効果をそれについての予測と比較する。この治療法上の差異とは、分裂病へのそれは「出立」という基本的意味方向をあくまで勘案したうえでの治療であり、うつ病者への場合は「合体」という彼の生きる意味方向にさからうことのないよう配慮された治療法である。もちろんいずれも精神療法と称してよいわけであるが、真にその名に値するのは前者すなわち「出立」者に対するそれであり、後者へのそれは支持性、指示性などにおいていちじるしく異なるものである。

以上要するに、実証科学の検証が回顧的、反復的であるのに比べて、われわれの理念型の《検証》の方法は、予見的、一回的とでもいうべきであろうか。

4　精神医学のなかでの人間学の位置

最後のこの節では、以上に記した筆者個人の人間学的研究を離れて、そもそも人間学が精神医学のなかで他の科学的方法とともに占める位置を問題にしたい。このことも間接的には人間学の方法を明らかにすることにいくらか関連があろう。

(1)　すでに諸家がこの点について多様ないいまわしをもちいて説明している。たとえばビンスワンガーは、精神医学を一つの建築物にみたてて、現存在分析論という哲学的地下室の上に「一階」として精神医学的現存在分析が、その上の二階には精神病理学（症候学、疾病学）と生物学という二つの大きな部屋が配置され、この二室の間は扉で自由に通じている。精神病理学と生物学というそれぞれの大部屋のなかにはまたいくつかの小部屋がしきられてあり、たとえば生物学のほうには解剖、病理、生理、薬理などの小部屋があって、それぞれがまた扉で通じている。そして二階のどこからでも一階へと、また一階を経て地階へと通じる階段がある、という意味のことを述べたことがある。今日ならさしあたり、病院精神医学とか地域精神医学とか行動学という部屋割りをしなければならぬところであろう。

ところで筆者にはもちろん、ビンスワンガーほどの自信をもって今日の人間学に基本的な基礎学としての使命を与えることはできない。たとえ将来の可能性を信じるにしてもである。しかし、今日の人間学の段階でもつぎのことぐらいはいえるのではないか。すなわち、精神疾患に対して、たとえばとくに人間学的立場をとらないところの精神病理学的研究をおこなう場合でも、また身体論的検索という道が選ばれる場合にしても、また治療、社会復帰といった実践こそもっとも緊急の課題であるとして選ばれた場合にしても、いずれの場合にもわれわれはそのような種々の関与をおこなうに先立って、すでにつねに、関与せんとする精神疾患者（たとえば分裂病者であれうつ病者であれ神経症者であれ）についてなにがしかの知をもっている。もちろん「それ」は論理的に表現しにくい性質のものであり、また事実「それ」を明らかにせずとも身体論的検索はもとより精神病理学や治療行為でさえ可能であり、その遂行にふつうなんらの痛痒を感じない。しかし「それ」は、精神病理学や身体論的検索によって少しでも明らかにされるといった事態ではなく、むしろ逆に「それ」は精神病理学的研究や生物学的検索に暗黙のうちに指針を与えていくところのものであり、「それ」があることによって初めて、日内変動とか早朝覚醒とか抑制とかいった類のうつ病のもろもろの診断用の項目が一つのまとまりをもって浮き上がり、われわれに「うつ病」という診断を可能にさせるところのもの、そういうものであろう。そのような、いわゆる精神医学的研究分野の成立に先立って（vor）、すでにそれを可能にしている地平があるとすれば、人間学こそこの不分明にして非主題的な領分に取り組み、その構造をことさらに主題化すべく努力することが求められている科学であるといえよう。

もっとも精神医学的人間学は、生物学や精神病理学からみれば科学以前的といわれる。そのような批判はある程度当たっている。ただ、いま上に述べた理由から生物学や精神病理学的研究に先立つところの科学という意味で、「前」科学（Vorwissenschaft）たることの積極性ももっとあわせ考えられてよいのではなかろうか。

(2)　一般医学のなかでの精神医学的人間学の意味については、最初に若干ふれた。現代医学の趨勢のなかでこの学の市民権を主張することは相当に困難であろう。しかし比喩的にいえば、精神医学は本性上自然科学的医学からはみだす部分をもっており、その部分に対しては自然科学的方法はどうしても無力である。本来の医学は、その部分に対して、長年にわたって精神諸科学が仕上げてきた方法論（たとえば解釈学にしろ理念型論にしろ）を援用することにやぶさかであってはならないということを、まさしく総合の医学の一翼をになう人間学は息長く主張しつづけなければなるまい。

(3)　最後に人間学自体に対しての自己批判的な項目を一、二つけ加えて、終わりとしたい。第一の批判は、人間学は本性上ひとりの人間を一つの「症例」として診断学的症候学的に還元することに反対するため、ともすれば診断学上症候論上の検討を軽視するきらいなしとしない。このことは非分裂病者を分裂病の人間学の素材とするがごとき悲喜劇を生まないであろうか。しかし人間学が精細な診断学や症候学と背馳しないばかりか、むしろ表裏の関係にあることを、ビンスワンガーの大著『精神分裂病』がもっともよく物語っている。そのなかの臨床的・精神病理学的分析の入念さは、賛否はべつとして注目されてよいと私は思う。そこで彼も述べていることであるが[1]、精神病理学は人間学（彼の場合現存在分析）からひき出された視点と経験によって今後いっそう広い地平を与えられ深化される可能性をもつと思われる。事実わが国でも従来の記述的精神病理学の記載した症候を人間学的にいま一度みなおそうとするこころみは、いくつかおこなわれている。

もう一つの批判は、精神医学的人間学は哲学にかかわることを本来避けえないということを自覚しなければならないということである。というのは、人間学は事物に即して形成された概念を人間に適用することをできるかぎり拒むと同時に、今日すでに自明とされるにいたった概念を無反省に使用することをも、強く警戒する。しかし自明的にして使い古された月並みな概念といえば、皮肉なことに《人間》という言葉にしくはないであろう。《人間》という概念について整理する余裕はここにはないが、いずれにしても《人間》に代わって「存在」（Sein）を問うところの現存在分析がわれわれ医師の領域にも身近かに現われざるをえぬゆえんである。しかも現象学という方法自体の本来の対象は《人間》というより「存在」であるという哲学の見解[6]に従えば、われわれは現象学による精神医学的人間学が、精神医学さらには医学のなかでその存在を主張しうるほどの基盤をかためるためには、多少とも現存在分析的にならざるをえないであろう。一般的にいえば、われわれは哲学ないしは哲学的心理学にかかわることを、医学徒であるという理由で、それほどおそれるべきではないと思う。事実そのような基礎的な仕上げを少しでもおこなうことによって、精神医学的人間学が評論的随筆的といわれたり応用哲学的であるといわれたりする段階をぬけ出して、精神医学のもう一つの使命へと向かうことも可能になるのではないか。その使命とは、規範的正常的な者に関する人間学から精神疾患者の人間学をひき出すのではなく、逆に精神疾患者の人間学から規範的正常の人間学への本格的な寄与をおこなうことであると思われるのである。

文　献

（1）Binswanger, L.: *Schizophrenie*, Bern, S. 353, S. 454, S. 458, 1957.（新海・宮本・木村訳『精神分裂病』みすず書房、一九六〇年）

（2）Binswanger, L.: *Daseinsanalytik und Psychiatrie*. Ausgewählte Vorträge und Aufsätze, Band II, S. 294, Bern, 1955.

（3）Boss, M.: "*Psychoanalyse und Daseinsanalytik*, S. 88, Bern, 1957.（笠原嘉・三好郁男訳『精神分析と現存在分析論』みすず書房、一九六二年）

（4）藤縄昭・田中愛昭「精神分裂病者の家庭研究（第二報）」精神分析研究、一〇巻、三号、二〇頁、一九六三年（抄録）。

（5）藤縄昭「精神分裂病の家族に関する類型化の試み」精神医学、八巻、二七二頁、一九六六年。

（6）Heidegger, M.: *Sein und Zeit*. S. 35.（辻村公一訳『有と時』河出書房、一九六七年）
（7）Jaspers, K.: *Allegemeine Psychopathologie*, S. 469.（西丸四方訳『精神病理学原論』みすず書房、一九七一年）
（8）笠原嘉「内因性精神病の発病に直接前駆する『心的要因』について」精神医学、九巻、四〇三頁、一九六七年。
（9）笠原嘉「精神療法一般の治癒機転についての一考察」精神医学、九巻、二七三頁、一九六七年。
（10）木村敏：Personal Communication.
（11）村上仁・木村敏「精神病理学の潮流㈠」『異常心理学講座』第七巻、一一八―一一九頁、みすず書房、東京、一九六七年。
（12）村上仁「精神医学と精神療法」精神分析研究、八巻、四号、六頁、一九六二年。
（13）村上仁「精神病理学総論㈠――哲学的人間学派の精神病理学」『異常心理学講座』第二巻、みすず書房、東京、一九五九年。
（14）村上仁・笠原嘉・阪本健二「心因論」『精神分裂病』（島崎・臺・猪瀬編）、一七二頁、医学書院、東京、一九六六年。
（15）（14）に同じ、一七六頁。
（16）島崎敏樹・宮本忠雄「人間学」『精神分裂病』（島崎・臺・猪瀬編）、一一〇―一五〇頁、医学書院、東京、一九六六年。
（17）Weber, M.（富永裕治・立野保男訳）『社会科学方法論』岩波文庫、七八頁。
（精神医学的人間学の文献となると膨大であるのでいちいちを列挙することはしなかった。）

精神病理学の役割（一九八七）

1　精神病理学という言葉のわかりにくさをめぐって

精神病理学（Psychopathology）という言葉は意外にわかりにくい。精神病理学を業とする者の一人としていささか気にかかっている。それでも昨今では「何々の精神病理」という表現をもった書物が何冊も一般の書店の棚に並ぶようになったのだから、案じるほどのことはないのかもしれない。ひょっとすると、専門家より一般知識人の方が、「精神」の「病理」としてこの語を抵抗なく受け入れて下さるのかもしれぬ。医学徒にはなかなかそういかない事情がある。いうまでもなく、一九世紀以来の近代医学のキーコンセプトの一つ「病理学」を連想するからである。ある精神科医の話だが、座談の席でたまたま自分の専門が精神病理学だと口にしたところ、高名な基礎の先生が、神経病理学の一種と誤解されて、しきりに染色法の話をされたのには困ったという。もっとも、これは二〇年ほど昔の話である。しかし、案外事情は今日も変わらぬかもしれない。

こうした誤解はやむをえない面もある。日本の教科書に精神病理学についての詳細な解説がない。古くからある精神病理学書も異常心理学という書名を好んで用いてきた（たとえば村上仁のロングセラー岩波書店の『異常心理学』[20]、三版を重ねる世界でも珍しいみすず書房の『異常心理学講座』一〇巻など）。Psycho-pathologie といわず Patho-psychologie と組み変え病態心理学という語を好んだ先輩もあった。今以上に精神病理学という言葉がわかりにくかったからだろう。

もちろん異常心理学であり病態心理学にちがいない。医学の一分科である精神医学において研究される精神異常者の心理学的側面である。したがって心理学の一分科としての、（今日世界的にみてその業績はあまり大きくないにしても）いってみれば狭義の異常心理学とあわせて、広義の異常心理学という学問分野を形成することはまちがいない。ただ精神科医の立場からすると異常心理学とよばれることにいささかの抵抗感がある。その理由は周知のとおり今日の世界の主流となっている心理学が実験心理学であって、その手法は原則的に自然科学のそれをなぞる。したがって、そこから分枝した（狭義の）異常心理学も正常値からの逸脱、マイナス、異常にもっぱら焦点を合わせる。そういう点が現代の精神科医の必要としている心理学になじまない。その上、ヤスパースが一九一三年に心理学についていった次の言葉は今でもあてはまるだろう。「いわゆる正常な精神生活を研究するのは心理学である。心理学の研究が精神病理学者に原則として必要なのは、生理学の勉強が身体病理学者にとって不可欠なのと変わりない。しかし実際上はそうでないことが極めて多いのは、精神病理学が扱う多くの事柄に対して、それに相当する〝正常なもの〟がまだ心理学の側から手をつけられていないからであり、心理学に助けを求めても無益なことが多いため、精神病理学者は自分の心理学を作らねばならぬからである」

彼のこの一文をここで引用するのにはちょっとした理由がある。筆者自身かねがね「精神病理学」を自分自身のアイデンティティのために自分の言葉で表現してみたいといささかの努力を払ってきて、ひとまず次のような作文を試みたのだが、つまり「精神病理学とは〝精神医学の立場から作られた心理学〟である。精神科医が診察室で出会う病理現象を記述し、整理し、診断を下し、その効果を評価し……といった作業に必要な〝精神医学専用の心理学〟である。伝統的ないわゆる心理学は残念ながら上のような診断と治療のためにほとんど役に立たないので、精神科医は自分でいわば〝自前の〟心理学をつくらねばならなかった。フロイトの精神分析、ヤスパースの記述現象学的精神病理学、ミンコフスキーの人間学的精神病理学、ジャクソン、ジャネ、エイとつながる器質力動論などがその代表である」と書いたのだが、あとから調べてみてこれが上述のヤスパースの言葉をほとんど出ていないのを発見して、半分安心もし半分落胆もした。

2　医学心理学もしくは心理学的医学という名称

精神病理学という言葉がポピュラーでないのはどうも日本だけではないらしい。外国の文献をみてもこの語に出会うことはそう多くない。この語が学界において市民権を得ているのはどうやらドイツ語圏の国々と日本だけでないか。イギリスやフランスでは医学心理学の名の方が通りがよいようである。周知のようにイギリスには *British Journal of Psychiatry* とは別に *Psychological Medicine* という雑誌が十五年ばかり前から出ている。フランスには前世紀以来の *Annales médico-psychologiques* がある。フランスの大学の精神医学教室には Clinique de psychiatrie et psychologie médicale とするところがある。

国際化のすすむであろうこれからにおいて、ドイツ語圏以外の人にむかっては自分の専門は医学心理学あるいは心理学的医学だという表現をする方がよいのかもしれない。クレッチマー、ドレー、ピショーら有名な精神科医もこうしたタイトルの書物をものしているし、また精神病理学が医学であって同時に心理学であり、どうしても身体と心の双方をにらまなければならない以上、医学心理学でわるいはずはない。もっとも医学心理学というときは「精神科医専用の心理学」よりも範囲は少し広くなる。私の印象では右にも左にも範囲が広がり、一方では精神科医というよりも医師一般が出会うであろう心理現象にまで幅広く関心の輪を拡げねばならず（たとえば最近ではターミナルケアの心理学など）、他方方法論的には意識や知能や記憶についての神経心理学や精神生理学の知見を取り入れた生物心理学の傾向がずっと前景に出よう。もちろんそれはそれで望ましいことで、たとえばリエゾン精神医学のための基礎学としてはこの方が望ましいかもしれない。心身医学者にとってもそうであろう。

しかし、精神の異常現象について約一〇〇年の研究史をもつ精神病理学としては、従来の医学心理学の「心理学」には（口はばったいが）ちょっと食いたりない思いがする。方法論的な検討が十分でないからではないかと思う。後に述べることになるが、精神科医の自前の心理学である精神病理学の特徴の一つは、方法論についての長い省察にあるといえるからである。今少し言葉を足せば「精神（異常）現象を精神現象にふさわしい仕方で把えるには」という考察に多少とも力をさいてきた。心理学系の諸学の中では精神病理学がこの点について最も努力してきたのでないか。そのためしばしば哲学臭がつよすぎるという批判を医学徒のみならず心理学者からも受けてきた。われわれにとって従来の医学心理学がよく使う自然科学的手法をそのまま精神現象に適用し、統計学を駆使してχ^2検定をするといった手法のもつ意義を全く評価しないわけではないが、日々の臨床をおこなう立場からすればそれは背景知識程度の役にしか立たないのである。米国の教科書類はもっぱら精神力動という名を冠した章に、われわれのいう精神病理学を記述している。たまに出会う精神病理学（psychopathology）という名の論文や書物は大てい心理学者の手になる。最近では *Schizophrenia Bulletin*（NIMH発行）に珍しく精神病理学の特集があったが、著者はすべて心理学者であった。最近邦訳の出たDSM－Ⅲの新しいケースブック[26]も珍しくpsychopathologyと題するが、序文には異常心理学を専攻する学生用だとはっきり書いてある。心理学者が分裂病心理の研究に本腰を入れて参加してくれることはもちろんわれわれも望むところであるが、ちょっと気になるのは米国では精神科医も心理学者も生物学的研究へとなびき、精神力動的心理学はともかく、精神病理学（的心理学）の方は医師の立ち入る要のない領域にされつつあるのではないか、ということである。逆にいうと、日本は精神科医自身が、それも相当数の人が精神病理学に手をそめている点で特異な国なのかもしれない。ともあれ米国で精神病理学という言葉をストレートにつかってはわれわれの意図する学問領域の意味にはならないように思う。今日の米国ではむしろ精神症状学（mental symptomatology）とでもいっておく方が無難ではなかろうか。国際通の識者の御意見をいただきたい。

3　精神病理学は心因論的精神医学ではない

学問の分化の著しい今日、部外者に精神病理学について何ほどかの誤解のあるのは止むをえないとしても、また、外国の精神科医との間に用語上の行き違いがあるのも（好ましくはないが）ある程度許容できるとしても、日本の精神科医同士の間に精神病理学についてしかるべき理解があるかどうかちょっと疑わしいように思うのは私のひが目か。ここでは例として一番ありふれた誤解を一つ取り上げてみよう。それは精神病理学イコール心因論と短絡する見方である。

精神病理学はもちろんその中に心因論を含む。心因論は主として神経症や性格障害の研究から生じた、精神病理学としてもっとも面白い部分ではある。しかし精神病理学が心因論につきるものでないことは、たとえばＫ・シュナイダーの『臨床精神病理学』を開けばすぐにわかる。彼によれば、病気にかかるのは身体だけである。心が病むということはない。心が自身の力で、たとえば分裂病といった深刻で不可逆な変化を作り上げるはずがない。彼のこの一文にはむろん異論があろうが（私自身にもあるが）、それはここでは措こう。ここで注目いただきたいのはこの偉大な精神病理学者は分裂病については心因論者どころか器質論者であろう、ということである。

シュナイダーは決してドイツで一時期を活躍しただけのローカルな人ではない。上記の書物や『精神病質人格』は数カ国で翻訳されているという。ごく最近（一九八〇）も、米国のＤＳＭ－Ⅲの分裂障害の項に彼の一級症状論がほとんどそのまま採用されている。それだけではない。ＤＳＭ－Ⅲから神経症という語が消えてしまったのも、ひょっとするとシュナイダーの影響ではないか。なぜなら彼は早くから神経症という概念の曖昧さをするどく批判していたからである。いわゆる神経症とよばれる状態が「神経」の問題ではなく「心」の問題であることこそ、近代精神医学が獲得した大きな財産であるといい、神経症に代えるべき新しい概念を作るべきだとした。外的体験による異常反応、内的葛藤反応、精神病質の三つに分けることを、さらには Untergrund, Hintergrund などの新概念をも提唱した。ここでも彼はいわゆる神経症を扱いながらも単純な心因論者ではない。

もっとも、日本の精神科医が精神病理学イコール心因論と誤解したのには理由があろう。戦後どっと力動的・心因論的精神病理学が米国から流入してきた。分裂病についての家族研究もさかんであった。それまでのあまりにも静観的な内因説にくらべると、分裂病についてのこれらの心因論が精神病理学をやるわれわれに衝撃を与えた記憶は新しい。まもなく出現した向精神薬、抗うつ薬、抗不安薬もこうした心因論的仮説を検討するための格好の条件を整備してくれた。薬物のおかげで無事にのりこえた急性期のことを冷静に回顧できる患者、病的体験に距離をとり詳細に語ることのできる患者にわれわれはたくさん出会うことができ、彼らから内閉的世界についての少なからぬ情報（?）をうることができたからである。向精神薬の出現は、だから、一方で生物学的精神病理学の発足をうながすと同時に、精神病理学を心因仮説検討の方向へと大きく向かわせたかもしれない。ドイツ語圏でさえ、たとえばベネデッティ(1)のように分裂病の精神療法をいう人がでた。

この章でいいたいことは精神病理学の一つの機能は精神（異常）現象についてともすれば自己流の、そしてときに単純な、ときに奔放な仮説をつくりたがる医師や哲学者や心理学者の前に立ちふさがり、冷静な批判者の役割を演じることにもあるということ、十分の検証を経ない心因論に対しては（短絡的な脳神話同様）精神病理学はむしろ警戒的でさえあるということ、である。

4　精神病理学はまず精神症状学であること

前置きが長くなってしまった。精神医学の臨床において精神病理学が果たす役割について簡単にまとめてみたい。この学問は(1)精神症状学、(2)了解学、(3)人間学の三つの側面をもつと私は考えている。以下この順で述べる。

まず症状学の側面について。症状を命名し記載し分類し体系づけること、それが臨床医学のSymptomatologyの基礎であることはいうまでもないが、精神科医の診察は「精神所見」の記載にはじまり

「精神所見」の記載におわる。これは当たり前のことのようだが、他の診療科にない特色である。精神症状といっても必ずしも言葉による表出にたよれるわけではない。行動の観察のみですまさなければならないことも、いくらもある。しかし行動といっても神経学的行動科学のいう身体的行動ではなく、社会的文脈の中におかれた行動こそがわれわれの観察対象である。社会文化的文脈に組み込まれた行動（精神科医が行動化というのはこのことだろう）は精神症状に他ならない。われわれが今日中枢神経系における作用機序を想定しながら薬物を使用したり、診断のため新しいCT検査等々を駆使するようになっているが、それでもある薬物がその人に有効かどうか、増量すべきかどうかを判定する根拠となると精神所見にたよるしかない。ある人がほんとうによくなり退院してもよいと判定するとき、家人や上司の陳述も大いに参考になるが、やはり最終的には本人の精神症状を私が見て決めるしかない。

そして精神症状をみるには、精神病理学の知識がいる。病人が「不安だ」というとき、「人が噂をする」というとき、そしてそれをわれわれが神経症性不安、幻聴と記載するためにはしかるべき知識が私に要る。私は少なくとも、われわれが入学試験を前にして不安がる不安とは別種の、たぶん経験したことのない人にはちょっと追体験しにくい不安を（精神病でなく）神経症の人さえ体験することがあることを知っていなくてはならない。病人が「聴こえる」といってもわれわれが人の声を聴くのとはまったく違った空間時間の中の体験様式である。物理的にはおよそ音声の伝わりそうにない距離をへだてて楽々と聴こえ、しかもその聴覚（?）内容の一語一語の再現を求めても無理でありながら、それでいて一挙に全体の意味をつかんでいるという独特の聴こえ方である。さらにいえば、誰が言っているのか、正確にはわからない。黒幕とでも称すべき人物がいることははっきりしているのに、姿をあらわさない。皆が知っているのに、彼だけがツンボ桟敷におかれる。分裂病の幻聴とはだいたいそういった構造をもった精神症状であって、物理音が機械的に反復するのを聞くといった異常とはまったく別様のことだということくらいは知っていないと、精神科患者を診る面白さ、ひいては治療への熱意は湧いてこないのではなかろうか。

最近は精神科でも世界的に精神症状のチェックリストが流行だが、どのような幻聴も、どのような妄想もひとしく＋、＃になってしまうのはどんなものか。また将来、血液を少し採ってうつ病かどうかを判定できる時代がくるかもしれないし、コンピューター診断で、軽症分裂病と重症分裂病を分けるくらいのことはできるようになるかもしれないが、しかし診断と治療のための核心的な行為が「心理現象に注目することに始まり心理現象に注目することで終わる」以上、精神症状学としての精神病理学が精神科専門医たるための基礎要件であることは変わりようがないだろう。

精神病理学を先章で触れたように心因論とみなすことの誤りをいうには、生物学的精神医学を専攻する人々が精神症状学の重要性をよく知っているという事実を述べるのが一番よいだろう。ＤＳＭ－Ⅲという米国由来の立派な精神症状学にことのほか熱心なのが生物学的精神医学者であることは、洋の東西をとわないようである。彼我の診断の一致度を高める必要度の高い、それだけ国際性の高い仕事を業とするからであろう。

もっともＤＳＭ－Ⅲのような精神症状学とわれわれのいう精神病理学は違うのではないか。そういう疑問を述べる人もいるだろう。たしかに違う。臨床精神医学をやる以上当然必要な精神症状学と、精神病理学の名でおこなわれる精神症状学との違いについて明らかにしておくことは無益なことではあるまい。私は端的に次のように考えている。羅列的平板的な症状学と重層的構造的な症状学の違いである、と。たとえばブロイラーの 4A's とか、ハミルトンの rating scale のようなのが前者であり、Ｅ・クレペリン[15][25]の Erscheinungsformen des Irreseins とか、H・エイの organodynamisme とかコンラートとか村上仁の分裂病症状階層論[21]などが後者であろう。精神病理学者といわれる人たちは重層的・構造的症状論のために新しい概念を創設し、症状配列に新機軸を出すべく努力をつづけてきたと言える。DSM－Ⅲも私は単なる羅列的・平板的な症状学を超えていると思う。五軸評価とか、先にも述べたが神経症概念の消去、心身症概念の消去とかは、それなりの新しい構造の模索とみるべきだろう。二十世紀後半の精神病理学的症状学のすぐれた業績とみる所以である。

5　臨床単位のこと

精神症状学としての精神病理学をつきつめていくと、臨床単位（clinical entity）という問題にいきつく。あるいは精神科医に限らず臨床家は誰しも、心のどこかに臨床単位をつくってみたいという野望のようなものをもつのであろうか。しかし、今日この野望の実現はことのほか困難にみえる。広大な領土をもつ内科学においてすら最近のＡＩＤＳとＡＴＬという単位の発見があれだけ話題をよんだ一因は、臨床単位確立の現代的困難さを背景にもつためとみるのは門外漢の誤解であろうか。精神科領域では剖検所見やウィルス発見というモノ次元が期待できず、たとえば「病前適応－発病－状況－症状－治療への反応－経過」といったところの組合せですまさざるをえないというハンディキャップをおう。そのため万人の賛同を得る単位をつくることはいっそうむずかしいように思える。私自身も軽症分裂病の研究途上で、高学歴青年における選択的無気力を主徴とする、非精神病性の社会不適応形態をひとまず退却症 retreat reaction, avoidant reaction の名で輪郭化しようとし、すでに一五年ばかりの努力をしてきたが、まだ自分でも十分には納得できない。それにもしや同じようなことをすでに記述した先人がいないかと文献をしらべるのにも、時間が要る。このあたりは内科的新疾患単位であるＡＩＤＳやＡＴＬの場合とちがうところだろう。

外国にむかって退却症のことをいずれ将来は問うてみたいと思っているが、社会不適応反応なので、社会文化的背景がことなる以上、身体疾患の場合や内因性精神病の場合のように簡単にはいかない。工夫がいると思っている。村上靖彦[23]らは一〇年余の研究ののち思春期妄想症という臨床単位をまとめたが、そのもとになっているのが対人恐怖症という日本的不適応反応であるがゆえに、なかなか外国への通路を見出しにくい。昨年ようやく韓国で彼の地の対人恐怖に関心をもつリー・シヒュン[17]が思春期妄想症や重症対人恐怖症に言及した。もっとも上述のＤＳＭ－Ⅲの中にも social phobia という新項目があったり、avoidant personality disorder という新しい性格異常が書かれているので、このあたりに接点を求める可能性があろう。

ともあれ、臨床単位をつくるには、上にも述べた平板的・羅列的症状学でもっては不可能だろう。また操作的診断の際によく使われる「以下の九つのうち六つがあれば」というときの症状学でもだめである。どうしても重層的・構造的な精神症状学の構築を必要とするように思う。これは先に述べたように精神病理学の仕事だろう。

それから新しい臨床単位の作成には必ず隣接する諸病態との境界を明らかにする作業がいる。上述した退却反応にしても思春期妄想症にしても、軽症分裂病あるいは寡症状型分裂病との鑑別のための症状学や予後研究がいる。予後研究はおくとしても、類症鑑別のための症状学はその性質上いつも相当にソフィスティケートした精神病理学的症状学であらざるをえない。一例をあげると、精神病理学者[13][22]が「自己」とか「他者」とかその「間」とかについて長々と議論を展開する理由の一つはそこにある。それによって思春期妄想症もさることながら分裂病の精神症状学もまた豊かさを増すといってよかろう。

今日は分裂病の範囲を狭くしようという流れが世界的にも強いように思う。となると、その周辺領域に臨床単位をつくることによって狭義の分裂病は一層姿を明らかにできるはずである。感情病の方も薬物治療の経験にうながされて新たな亜型形成の必要な時代に入っているように思われる。その際精神病理学の必要なことはいうまでもない。

6　精神病理学は了解学である

精神病理学の第一の役割は精神症状学、それも単なる羅列でなく構造化にあること、そして新しい臨床単位の設立か、そこまでいかなくとも、旧来の考えを多少修正する作業にあるとすれば、第二の役割は了解（Verstehen, comprehension）をめぐるものであろう。少し気負っていえば精神病理学ほど、人間を了解するという作業に専念してきた学問分野は他にないのではなかろうか。実際、少しでも精神科の臨床にタッチしてみれば分かることなのだが、症状を単に記述するに留まるだけではすぐ倦いてしまう。一見了解できそうにない言動を前にすればするほど、単に症状名のレッテル貼りにおわることなく、その人は一体何を考えているか、どういう世界を内的に構成しているのかという問いが湧いてくる。その症状を、脳のメカニズムを思いうかべて右脳の症状か左脳のそれか、パペッツの輪とどう関係するか、ドーパミンレセプターとどういうふうに、といったように考えながら病人の傍にたつことももちろんできる。しかし、それでは患者の傍に長くとどまることはできないのではなかろうか。患者に並々ならぬ関心をよせつつ、患者の傍に留まり得るためには、了解学への関心が多少ともいる。神経学の説明図式だけではどうも時間がもたないように私には思えるのである。

あるところで書いたことだが[6]、精神科医の中には一種衝動とでもいうべきものに動かされて了解という作業に入っていく人が少なからずいる。精神病理学の歴史はそうした人たちの努力によって、いわば了解不能の白地図の上に了解可能な領土を拡大してきた歴史といえなくもない。しかし、先人たちの説が果たして正しかったかどうかを検討しなおすこともまた了解学の大切な仕事である。よりよい治療学を求め、より高い了解学を目指す要が当然ある。

了解と一口にいっても、精神病理学の知見によれば、何種かを区別すべきであろう。これもすでにあるところにしるしたもの[7]の再録だが、ざっとみても

(1)　意識（あるいは前意識）心理学的了解

(2)　解釈学的了解

(イ)　深層心理学的了解

(ロ)　実存的了解

(ハ)　先験的現象学的了解

(ニ)　構造論的了解

くらいはあろうか。精神障害の診断と治療に資するための了解である。それが当を得ているかどうかは臨床の場面で人々によって長年にわたり検証されるしかない。

もちろん、人にはそれぞれ得意があり、自分の得意とする領域があり（たとえば分裂病という病態にアフィニティをもつ人もあれば、神経症がという人もある）、また医師自身の年齢もことなるので、当然上のど

の種の了解に親近感をもつか、差があるのだが、ある解釈法のみの正当性を主張し他を排するのは、了解を業とする者としてはいささか偏狭かと思う。

ヤスパースのいう説明と了解の関係についても安永[28]の明快な解説を引用しながら、そこで述べた[9]。ヤスパースのいうように了解はすぐゆきづまるのではなく、「説明を内に含みつつ了解のリーチをのばしていく」というのが今日の臨床家の実感であろう。安永[27]は近著『精神の幾何学』の中で了解の向上のためにはいかに巧みに「補助線をひく」かがポイントだという意味のことをいっている。賛成である。

了解学の項の最後に次のような情景を置きたい。精神病院の病棟で破瓜病や陳旧性分裂病者のなかで一日をすごすのは、なかなかつらいことである。もの言わぬ彼らの前でコミュニケートしようとしてできぬ職業的非力さを思われた方は多かろう。言葉の少ない、内的体験の貧困な彼らもきっと彼らなりの世界を生きているとすれば、その世界を知ることはわれわれにとってきわめて実用的である。作業療法のためにもレク療法のためにも要る。小出浩之[14]はいみじくも著書に『破瓜病の精神病理をめざして』という表題をつけている。精神病理学の悲願の一つといっても、いいすぎではないと思う。

7　人間知のために

精神病理学の第三の役割を私は人間知という表題下にまとめたい。人間学といってもよいのかもしれない。ただし哲学的人間学ではない。もっと単純に、精神「病理」像の考察を通して、ひるがえって「正常とは」「人間とは」を問うといったほどの意味にすぎない。いわゆる正常を自明のこととして前提し、それから何がしかを取り去った欠如として精神異常をみる、ありきたりの見方を排し、いわゆる正常像の中には覆われて姿をみせない構造を病理像の中に把え、それをもって人間のあるべき正常、健康を考えるよすがにしようとする。そういう効用が精神病理学の役割として一つあるだろう。芸術とか宗教についての省察を狙う病跡学など、その代表であろう（たとえば飯田眞ら[5]の『天才の精神病理』、宮本忠雄[19]の『太陽と分裂病』など）。対人関係論などもいろいろあるが、精神病理学から発したものは、我田引水だが、よいように思う。中井久夫[24]の『分裂病と人類』などもこの人間知の項で記しておくべき好著だろう。

もちろん人間知をめざす努力は多くの科学分野でおこなわれている。たとえば神経学もそれなりの人間知を提出することは周知のところである。では精神病理学の狙う人間知にはどういう特色があるのか。そのための方法上の戦略は何か。一言でいって精神病理学が提出できるのは「部分」より「全体」、「分析」より「総合」に関する方法であり知見であろう。記述的現象学にしろ、現象学的人間学にしろ、了解人間学にしろ、精神分析にしろ、個人心理学にしろ、すべてその点では共通していると思う。人間の全体を一挙に把えることを狙う。そしてパーソナリティ、ライフヒストリー等々の全体概念を、まるで神経学者が反射や知覚をいうのと同じくらいの手軽さで駆使しながら、議論する。

全体学となると、しかし頼りになる方法論は自然科学よりどうしても哲学にある。精神病理学者に哲学臭がつよすぎると非難する人がよくおられるが、こういう止むをえぬ事情がある。ベルグソン、ハイデガー、サルトル、デリダ等々を舌足らずを承知で引用する所以である。

もう一つ方法上の戦略として、正常者と異常者を比較していては異常心理学と本質的に変わりがないので、精神異常同士を、たとえば精神病と神経症、精神病と性格異常を較べることをわれわれはよくする。方法としてもっともすぐれているのは私は内因性精神病としてしられる二つないし三つを較べるそれではないかと思っている。たとえば、分裂病と躁うつ病を比較すれば、正常から何々が欠如している状態として異常をみる見方を完全に排し、両状態の比較においてそれぞれの本質を取り出せる可能性がある。筆者もかつて分裂病と躁うつ病の対比から「出立」と「合体」という人間学的概念を取り出した[11]。これは人間知としても多少役立とう。木村敏[13]はこの二つにてんかんを加えて比較し、アンテ・フェストゥム、ポスト・フェストゥム、イントラ・フェストゥムというこれまた人間学的概念をつくった。宮本忠雄[18]の妄想的ディスクールも分裂病と躁うつ病の対比から生まれたシェーマをもつ。同様の手法をつかう精神病理学者は外国には意外に少ないように思う。

8　結　語

日本の精神病理学の質はそんなに低くないと思う。ドイツ、フランスのそれは戦前早くから、アメリカのそれは戦後どっと、イギリスのそれも昭和四〇年代から、われわれの知るところとなった。その他、リュムケの詳しい紹介もあれば、バリントのこともひろく知られる。日本には森田理論もあれば、下田の執着気質論もあった。これらが、いわば極東の小国のるつぼで焼かれ、それなりの形をなしつつある、と考えるのはわれわれのナルシシズムであろうか。先にちょっと触れたが、日本の精神病理学は、伝統的に（ドイツ、スイスの影響によるのか）精神科医自身の手になるものである。その数も数百人はあり、「精神病理」の名を冠するジャーナルさえ発行されている（ちなみにPsychopathologyと題する雑誌がたしかウィーンにあったと思うが、その発刊はごく最近である）。なおわが国の場合、精神分析家のソサイアティや臨床心理学者の会合は別にあることも、外国の人にいう時説明を要しよう。しかし、残念ながら言葉の壁は精神病理学にとってとりわけて厚い。重層的・構造的な精神症状学、了解学としての精神病理学の日本の現状を外へ向かって自在に語れる人は、残念ながら、ごく少ない。ぜひ次代の人々にお願いしたい思いである。

最後に、わが国の精神病理学の特徴としてかなりつよく治療的効用が要求されるということがあることを述べておわりたい。只今の精神病理懇話会の前身は精神病理・精神療法学会といった。精神病理学がある種の冷たさをもち、治療についての配慮をもたないとする批判が、精神療法という名称を学会名の中にとりこませたのだった。今日もこの感覚は少なからぬ精神病理学徒の中にあるのではないか。藤縄昭は『臨床精神病理学研究』(3)の中でも近著『精神療法とエロス』(4)の中でも、はっきりと精神病理学はひっきょう治療学であると述べている。しかし、また、その道は未だしとも書いている。たしかに、是非とも治療的に成功させようと意気ごむとうまくいかぬ、という一種の齟齬は実地家のよく知るところである。急がば廻らなければならないのかも知れない。しかし究極において症状学も了解学も人間知の探求も治療のためであることは、言わずもがなのことでなければならない。

文　献

（1）Benedetti, G.（馬場訳）『精神分裂病論』みすず書房、東京、一九八七年。
（2）Jaspers, K.（内村他訳）『精神病理学総論・上巻』四頁、岩波書店、東京、一九五三年。（西丸訳）『精神病理学原論』一六頁、みすず書房、東京、一九七一年。
（3）藤縄昭『臨床精神病理研究』弘文堂、東京、一九八二年。
（4）藤縄昭『精神療法とエロス』弘文堂、東京、一九八七年。

(5) 飯田眞、中井久夫『天才の精神病理――科学的創造の秘密』中央公論社、東京、一九七二年。
(6) 笠原嘉「概説」岩波講座『精神の科学』第一巻、二一頁。岩波書店、東京、一九八三年。
(7) 同右、三九頁。
(8) 同右、三七頁。
(9) 同右、三四頁、八五頁。
(10) 笠原嘉「退却神経症という新カテゴリーの提唱」(笠原嘉編)『アパシー・シンドローム――高学歴社会の青年心理』所収、一八七頁、岩波書店、東京、一九八四年。
(11) 笠原嘉「精神医学における人間学の方法」精神医学、一〇巻、五頁、一九六八年。笠原嘉編『精神病と神経症』第一巻所収、一七〇頁、みすず書房、東京、一九八四年。(本書五一―七八頁所収)
(12) 笠原嘉『不安の病理』(岩波新書)九頁、岩波書店、東京、一九八一年。
(13) 木村敏『自己・あいだ・時間』弘文堂、東京、一九八一年。
(14) 小出浩之『破瓜病の精神病理をめざして』金剛出版、東京、一九八四年。
(15) Kraepelin, E.: Erscheinungsformen des Irreseins. *Zeit. Neur. u. Psychiat.*, 62, 1920.(台訳)精神医学、一七巻、五一一―五二八頁、一九七五年。
(16) Lacan, J.(小出他訳)『精神病(上・下)』岩波書店、東京、一九八七年。
(17) Lee, Si Hyung: On social phobia. (presented at 1st Conference of Korean and Japanese Psychiatrists, Feb. 14, 1987 (in Soul.)
(18) 宮本忠雄「躁うつ病の妄想的ディスクール」(宮本忠雄編)『妄想研究とその周辺』所収、弘文堂、東京、一九八二年。
(19) 宮本忠雄「太陽と分裂病――ムンクの太陽壁画によせて」(宮本忠雄編)『妄想研究とその周辺』所収、一四六頁、弘文堂、東京、一九八二年。
(20) 村上仁『異常心理学』増補版、岩波書店、東京、一九七九年。
(21) 同右、二〇五頁。
(22) 村上靖彦「青年期と精神分裂病――破瓜型分裂病をめぐっての一考察」精神医学、一九巻、一二四一頁、一九七七年。

(23) 村上靖彦「思春期妄想症について」(笠原他編)『青年の精神病理1』所収、弘文堂、東京、一九七六年。
(24) 中井久夫『分裂病と人類』東京大学出版会、東京、一九八二年。
(25) 内村祐之『精神医学の基本問題』九九頁、医学書院、東京、一九七二年。
(26) Spitzer, R. et al.(大原他訳)『精神病理学ケースブック』金剛出版、東京、一九八七年。
(27) 安永浩『精神の幾何学』岩波書店、東京、一九八七年。
(28) 安永浩『精神医学の方法論』現代精神医学大系ⅠC、中山書店、東京、一九七八年。

反精神医学（酒井克允氏との共著、一九八〇）

1　まえおき

反精神医学 anti-psychiatry とはD・クーパーの造語であるという。しかし筆者らの知るかぎり、クーパー[5]は「既成のものへの反抗」という以上に詳しくはこれについて定義していない。R・D・レインにいたっては自分が反精神医学者とよばれることすら快く思っていないといっているくらいだから、彼の著作中にその定義を見いだすことはむずかしい。したがって、反精神医学者といわれる人たちの論述を通覧しての筆者らの定義をかかげることでおゆるしねがおう。

ここでいう反精神医学とは、一言でいえば、伝統的・主流的精神医学のもつ狂気観への異議申し立てである。伝統的精神医学が前世紀以来身体医学の枠組や概念をそのまま踏襲し、「狂気と正気」の問題を医学的立場だけから考察し、狂気イコール疾患と見なしつづけてきたとしての異議申し立てである。フランスのM・マノーニ[27]の表現を借りれば、狂気への過度なる医学化（medicalisation）に対する異議申し立てである。少数派ながら英米仏伊独蘭、そしてわが国においてもこうした異議申し立てがおこなわれた。時代的にはだいたい一九六〇年代の前半に発している。アメリカのT・ザズの『精神医学の神話』[36]（一九六一年）、クーパーの Villa 21 の開設（一九六二年）、レインの「分裂病とは何か」と題する第一回国際社会精神医学会における講演[23]（一九六四年）、レインのキングスレイ・ホールの開設[25]（一九六五年）、クーパーの『精神医学と反精神医学』[5]（一九六七年）などといった具合である。その出所を精神分析にもつ程度の大小により、また政治運動との結合の程度の大小により、いくつかの流派を分けることができるが、あえてそれらを一括し一九六〇年代の反精神医学の特色をあげるとすれば次の二つの公約数を取りだせると思う。

一つは、狂気を不当にも医学的疾患に仕立てあげるのに、（精神科医も含めて）社会の成員が秘かな暴力をふるってきたという認識であり、かつその告発である。「秘かな」というのは決して意図的ならざる、ときには「愛」の名のもとにおける、家族や精神科医も含めた周囲の人びとの「連携的共謀行為」を指している。M・シーグラー[34]の表現にならえば、狂気についての社会共謀因モデル（conspiratorial model）である。

第二は、今日の正気がもはや経験できなくなった真理（vérité）を狂気の中に見いだしうるとする狂気復権論的狂気礼讃論的主張である。再びシーグラー[35]の表現を借りれば狂気のサイケデリック・モデル（psychedelic model）ということになろう。

以上の二つは表裏の関係を保ちつつ、今日の反精神医学説のすべてにみられるように筆者らには思われる。

なお、ここで狂気というとき、ふつう分裂病が念頭におかれている。なかにはザズ[36]のようにヒステリーから話を始める人もいるし、日本の森山公男[28]のように心因疾患に言及する人もいるし、人権問題との関連で精神病質を取りあげる人もいるが、しかし反精神医学のメイン・テーマはだいたいつねに分裂病である。

2　レインの分裂病論

一九六〇年代に発した反精神医学説の逐一を紹介することは紙数の都合でできないから、ここでは代表としてレインの所論の要点を述べることにしたい。理論構成においても実験的実践においても、また思想家、警世家としての影響力においても、反精神医学者の代表というにふさわしいのはやはりレインであろう。

1　社会共謀因説

レインにおいて分裂病の社会共謀因説はきわめて明瞭である。以下少し彼自身の言葉[23]を引用しよう。「分裂病という用語で心的な一つの状態を考えてはいけません。そうではなくこれはある社会的状況下にあって、ある人が他の人びとの上に貼りつけるレッテルのことなのです……」「……分裂病という状態など存在しはしないのです。分裂病というレッテルを貼られることは一つの社会的事実であり、この社会的事実とは一つの政治的出来事です。社会における市民的秩序のなかでおこっているこの政治的出来事は、レッテルを貼られた人間の上に一定の定義と結論を押しつけます。分裂病というレッテルを貼られた人間は、他者の監督下に、それも法律的に是認され、医学的に権能を与えられ、道義的に義務づけられた他者の監督下におかれます。こうした一連の社会的行為を正当化しているのは社会の指令です。レッテルを貼られた人間は家族、家庭医、精神衛生関係官、精神科医、看護婦、ソーシャルワーカー、そしてしばしば仲間の患者たちも加わっての一致した連携的共謀行為によって、患者としての人生の道程を歩みはじめさせられるのです」「精神医学的診察として知られる位階剝奪の儀式を取りおこなわれたのち、精神病院として知られる絶対的拘禁施設に収監され、市民的自由を奪われるのです。われわれの社会のどこにおけるよりもずっと完全かつラジカルに、彼は人間存在として無効化されるのです。そのレッテルが〝寛解〟とか〝再適応〟とかいった術語によって取り消されるか緩和されるかするまでは。しかし、ひとたび分裂病になればひとはずっと分裂病とみなされつづける傾向がつよいのです」

この引用中から考察の対象として取りだされるべきポイントは二つある。一つは分裂病とよばれているのは肺炎のような疾患でもなければ分裂病的自我といった内的な心理状態でもなく、ひっきょう人間の政治性の産物、つまり互いに他者を制御しあい、力によって思いのままにしようとせめぎあう人間本性のゆえに生じる疎外の一形式にほかならぬという一種の病因論的仮説であり、いま一つは、いったんそうなると「ひとはずっと分裂病とみなされつづける」傾向が強いという、一種の慢性化に関する仮説である。ここでは前者の病因説について若干の付言を加え、後者の慢性化論についてはのちにふれることにする。

まず第一に社会共謀因説は従来からある社会因説と混同されてはならない。従来からある分裂病の社会因説が貧困、過密、欠損家庭、教育の欠如などのいわば可視的問題を俎上にのせたとすれば、社会共謀因説が問題にするのは家族や精神科医やケースワーカーや、そして「しばしば仲間の患者たちも加わっての」一致した、しかし誰にとっても意図的ならざる、また可視的ならざる連携的共謀行為である。

それが集団のなかの一人の人間をスケープゴートとして疎外し、その人物に分裂病とよばれる結果が生まれると考えるのである。

第二の付言は、この考え方の前身が分裂病の家族因説にあることを見抜くことは、精神科医にとってそれほどむずかしいことではないだろうということ。レイン一派が分裂病のファミリー・スタディにとのほか熱心であったことはレインとA・エスターソンの書物[22]、クーパーの書物[6]、G・ベイトソンらの二重拘束説（double bind theory）への熱心な賛同者であることを示したレインの『自己と他者』[24]第二版などによってよく知られている。のみならず、レイン自身[25]mystification なる概念によって、将来分裂病とよばれるようになる人間を生みだすところの家族に特徴的な相互作用（interaction）を標語化している。分裂病とは個人がかかる病気ではない。家族全体の病がそのメンバーの一人を選んであらわれたものだ。そう考える点で、あるいはそういう仮説にもとづく点で、これまでの常識的な医学的疾病観はもとより、精神分析の狂気観にも挑戦するものだった。後にも述べることになるが、精神分析の狂気観は、まだ狂気の病理が「個人内部」にあるとする点で、つまり個人が罹患し個人が治療されるべき疾患とする点で、狂気についての伝統的医学モデルと共通するものをもっていた。ちなみに、現代の反精神医学説の新しいところといえば、実に病理の個人内部性という常識中の常識を破ろうとしたところにあろう。クーパー[5]の言を借りれば「狂気とは一個の人物の〝中〟にあるのではなく〝患者〟というレッテルを貼られた人間の関与している関連系のなかにある。分裂病という言葉がなんらかの意味をもつとすれば、それはある一定の特徴をもって障害されている集団行動の様態のことであって、決して分裂病というものが存在しているのではない」のである。

レインの社会共謀因説はこのファミリー・スタディによって社会の下属体系（sub-system）としての家

庭内で観察された現象を、一つ上位のシステムである社会自体のうちにもみてとろうとしたものと考えて、まず間違いないであろう。レインはいう。「いままでのところ、問いと答えは社会的下属体系としての家族にもっぱら向けられてきたが、いまやこの問いを問う仕事はさらなる理解を求めて動いていかなければならない」。たんに家族内の出来事の理解にとどまらず、「社会における市民的秩序のなかでの意味を知ることへとすすまなければならない」。実にレインの社会共謀因説の最大の特色はファミリー・スタディからの由来、あるいはそれとの類似にあるといってよい。

2 分裂病旅路説

レインの分裂病論の第二の特徴は、条件さえ整えば、狂気（分裂病）とは、より望ましい仕方で正気へと帰還してくるはずの一つの内面的「旅路」であるという考え方だろう。もちろん狂気には人間を実存的な死へと至らしめる危険がつねに含まれていることは否定しえないが、しかし狂気にはその自然なシークェンスをたどれば正気へと円環的に帰還してくる可能性がある。それが今日妨げられているとしたら、科学的、医学的と称される治療法のせいではないか。「いまわれわれが必要としているのは各種の熱心な治療法を行なう精神病院よりも、この内面の旅路を完遂するのを助ける場所である」。

分裂病旅路説の例証のかたちで、レインらは少なくとも二例を報告している。一つは『経験の政治学』[23]の一章として収録されている「十日間の旅」にでてくるワトキンズ氏。すでに今日一家をなしているこの彫刻家が若いとき経験した狂気の旅への記録とそれについてのレインの解説である。第二の例は治療例で、メアリー・バーンズという四八歳の婦人である。六年前四二歳で発病し、その後種々の治療をうけたが効なく、ようやくキングスレイ・ホール（後述）でバーク医師に会い、回復する。『メアリー・バーンズ、狂気の旅についての二つの物語』[2]（邦訳『狂気をくぐりぬける』）は患者と医師が二人して書いたその折りの治療記録である。旅路説の例証部分としては次のような一場面を引用しておくだけで十分だろう。メアリーはあるとき昏迷状態にある。拒食がつづき栄養状態が懸念される。スタッフは何度か会合し議論しあう。これ以上の彼女の衰弱を防ぐために輸液を開始すべきか、それとも彼女に胎児的退行からの再生という旅路を自力で完遂させるべく、ひたすら見まもるべきかと。議論と逡巡ののち後者の道が選ばれる。回復したメアリーは、彼女の内面を理解し時熟を待ってくれた医師たちの処置に感謝する。ここでユングの「死と再生」についての思念や、M・ボスが[4]、『精神分析と現存在分析論』のなかで掲げた三二歳の医師の分析経過などを思いだすのは私だけではないと思う。

レインらの旅路説はこれだけ読むと手ばなしの狂気礼讃説のようにみえるが、しかし次のようにいうこともレインは忘れていない。「私たちの正気はほんとうの正気ではありません。病める人の狂気はほんとうの狂気ではありません。私たち病人たちの狂気は、私たちによって病人たちの上にもたらされた破壊という人工的所産であり、かつ病人たちが自分自身の上に加えた破壊という人工的所産でもあるのです。私たちは自分たちがほんとうに正気であると考えてはならないのと同様に、私たちがほんとうの狂気に出会っているなどと考えてはならないのです」。

病人が病人自身の上に加える自己破壊の模様は、レインが反精神医学的理論を述べはじめる以前に書いた有名な分裂病論『ひき裂かれた自己』[21]のなかでもっとも力をこめて描かれたところである。ある人間の存在全体が（適切に）防衛されない場合、その人は防衛の境界を収縮し、中心の砦に引きこもる。たとえば、身体から自己を引き離して、身体の後側に隠れる。こうなると「身体は自己存在の核心としてよりは、むしろ世界内の他の事物のあいだの一つの事物と感じられる。身体は真の自己の核心となるかわりに、にせの核心となる。遊離した非身体的な〝内的〟な〝真〟の自己はにせの自己を気づかったり、おもしろがったり、時には憎んだりしながら眺めている。身体から自己がこのように分離してしまうと、身体化されない真の自己は世界の生きた、いかなる局面からも直接の参与をはばまれる」。このようにいわば出城を放棄して本丸に退却した自己は自己以外のすべてを抹消しようとする。「しかし、悲劇的逆説ともいうべきことに、自己がこんなふうに防衛されればされるほど、自己はますます破壊されてしまう。この自己が終局的に分裂病状態へと崩壊し解体していくことはありうることだが、それがおこるとすれば（現実あるいは想像上の）敵からの攻撃によって外部から達成されるのではなくて、内部防衛手段そのものの引きおこす荒廃による」。

したがって、分裂病的旅路を全うするためには病人がまずもって自分自身への自己破壊から脱却しなければならない。そこに分裂病の精神療法という問題性が当然でてくるし、また従来の病院と違った実験病棟を人びとがこころみるゆえんも生じてくる。レインらの反精神医学の一つの特色はかなり熱心に実験病棟をこころみた点にあるといっていいすぎではない。

前出のメアリーという婦人患者の治療がおこなわれたキングスレイ・ホールなどはその代表的なものだろう。このロンドン市内の小治療施設は一九六五年四月に始まり一九七一年ごろに終わっているらしい。一九六九年五月時点での統計（『家族の政治学』[25]所載）によると、収容可能人数は一四人、四年間に一一三名の老若男女が投宿し、滞在日数は三日から最長四年に及び、その七割がかつて病人といわれたことのある人で、そのうち入院歴のある人は半数、キングスレイを去ってのち一二人が再入院したという。いうまでもなくレインの社会共謀因説、分裂病旅路説などにもとづいてつくられた施設であるから正確にいえば「病院」ではない。ここでは病人であるなしにかかわらず、また誰からの強制もなしに、しかも自分の好む期間だけここに住み、一連のスケジュールに加わることがゆるされた。スケジュールとしては絵画教室やヨガから専門的な各種の講義までがあった。そういうところはよくある大病院内の社会復帰病棟とかわらないようにみえるが、キングスレイの特色は、彼らの言を信じるなら、そこでは誰もが医者でなく、誰もが患者でなく、誰が狂気で誰が正気かの区別もまったくされない点であろう。もちろん看護婦が病人をベッドからおこそうと懸命になったり、薬を飲んだかどうかを確認しようとやっきになったりする姿はここにはない。

このやり方はこれに先立っておこなわれたクーパーの Villa 21 という実験病棟での経験が大幅に取り入れられているとみてよい。Villa 21[5] は大病院の不要になったインシュリン部屋を使っての男子青年の新鮮分裂病者のみからなる病棟で、一九六二年から一年半つづいた。キングスレイの始まる前のことである。

この種の施設を他施設の援護や地域との連携なしに維持することは、現実問題として困難であったろうことは想像にかたくない。キングスレイについて一九七一年以後の報告ないし後日譚を関係者自身からきくことのできないことは残念である。わずかにブルガリアのシップコーウェンスキー[1]の管見記があるのみである。

3　暴力論あるいは「自-他」論

暴力といっても粗大で可視的・外的・物理的なそれではない。私が他者について、また自己自身についてもつ「経験」、他者が私について、また自己自身についてもつ「経験」、その両者をあわせた意味での対人関係ないしはコミュニケーションないしは相互作用。それらの上に私が決して意図せずに、かつ無意識裏に加える暗黙の、可視的になりにくい欺瞞と歪曲。その結果生じるソフィスティケートされた秘やかな破壊と悲劇。そういう暴力のことであって、それはそのままレインの「自 - 他」論でもある。その出発点には分裂病者の家族研究や家族療法の経験がある。

いかに人間はしばしば「愛」の名のもとに他者の上に暴力をふるう存在か。そのことをレインは繰り返し語っている。たとえば『狂気と家族』では家族が家族成員の一人の上に愛の名のもとに加える欺瞞や破壊の可能性が、『経験の政治学』では人間が互いにそれぞれの経験を欺瞞しあい隠蔽しあい歪曲しあい破壊しあう具体相が語られる。たとえば、精神療法という本来人間疎外の克服をめざすはずの医療手段のなかにさえ浸透する現代の疎外や(「精神療法的経験[24]」)、教育家が子どもへの愛と善意のもとに決して意図的にではなく行なってしまうところの欺瞞(「経験の欺瞞的性質[23]」)、人間が「われわれ」とか「彼ら」になるときに、つまりグループを組むときに生じる経験の歪曲と、それを通じて現代政治のもたらす恐怖の解析(「われわれ」と「彼ら[24]」)等々が語られる。『自己と他者[24]』になると、ある人間の「空想」がいかにして他の人間の「空想」に影響し、結果として誰も意識しないうちに破壊が進行するかが語られる。

しかしながら、この種の暴力の悲劇性は、レインによれば実は他者の上にというよりも、まずもって自己自身の上に加えられる点にこそある。人間はいかに自分が自分を欺いたり、自分自身の嘘を真実と思い込んだりしながら、自分の「経験」を破壊するのに無限の能力を示すか。『引き裂かれた自己』に示されたのはまさに分裂質や分裂病者におこりうる「経験」と「行動」のあいだの亀裂だったり、「心」と「身体」のあいだの分離だったたし、『自己と他者』は「おのおのの人間が自分自身についての経験に影響を及ぼす仕方のいくつかを理解するために」書かれたのだった。

要するに、その暴力論とは、おのおのの人間が互いの目的の達成のために寄与しあう存在であるだけでなく、それと同時に、互いの破壊の進行のためにも寄与しあう存在でもありうることを、「経験」の微視的レベルで理論化しようとしたといってよいだろう。ちなみに、レイン[26]は最近『子どもとの会話』という自分の子どもとの会話の断片を編集した小冊子のなかで、人間間のコミュニケーションのもつもう一つの幸福な側面、ポジティヴな側面についてはじめて語っている。

3　その他の反精神医学

H・スツルマン[37][38]がラカミエの用語に従ったとして分けている分類によれば、反精神医学には三つの流れがある。一つは antipsychiatrie d'origin（原初、元祖としてのそれ）でレインとクーパーのもの、第二は antipsychiatrie rudimentaire（痕跡的なそれ）、つまり精神医学をそれがひっきょう知識であり実践であるというその事実のゆえに、とにもかくにも失格とみなそうとする、いささか粗野で攻撃的で過度の抗議。第一のそれのように念入りな理論をもたず、したがってまた特定の人物が代表するものでもない。第三は politichiatrie（政治精神医学）で、イタリアのM・バザーリアやH・マルクーゼがはいる。もはやここでは問題は病人を治療することでなく、生産関係を変えることにしかない。たとえば、バザーリアは彼の患者のことも彼の治療のことも一言も語っていない。彼にとって唯一の薬は社会を政治的になおすことである。第一、第二の流れが精神医学を変えることを課題としたのに対し、第三のこれは世界を変え精神医学を無くすることが課題である。

もう一人K・P・キスカー[20]が最近示した分類も興味深いと思えるので紹介しておこう。

(1) 伝統的な精神医学の経験者で、反精神医学の実地に専念し、それに理論的基礎を与えた人びと。ここにキスカーはSPK（ハイデルベルク）にほんの短いあいだ加担したフーバーを入れている。ただし彼はそこに長くとどまらなかった。

(2) 精神医学の経験者で、周辺にあって、比較的短期間反精神医学の実地に協力し、しかしその理論には著明な貢献をした人びと。ここにレインがはいる。

(3) 精神医学の経験のなかった人で、ある期間反精神医学のグループの一員であり、ついでこの経験を文学に置き換えた人びと。ここに養子とともに一年半にわたってキングスレイ・ホールで生活したアメリカ人の一医師をあげている。

(4) 精神医学の経験者で、精神科の施設において反精神医学的共同体をこころみ、しかし個人的にはどのグループにも属さず、しかも反精神医学の理論にいちじるしく寄与した人びと。ここにクーパーがはいる。

(5) 自分の仕事を反精神医学に対する貢献としてではなく、もっぱら政治的な（バザーリア）、精神療法的な（J・フォドレーヌ）、神学的な（シーララ）次元で考えた人びと。J・フォドレーヌはオランダの精神科医で精神分析家、ベストセラー *Wer ist aus Holz?*（1973）の著者、アメリカのチェスナット・ロッジでアッパー・コテージという治療的小共同体をこころみた人だという。筆者はこの人について知らない。

(6) 精神医学の経験者で、因襲的な精神医学をおこないながら、その著作は反精神医学的である人びと。たとえばザズ[36]。ちなみにこの人はレインらと違ってヒステリーを例にとって反精神医学的所説を展開した。

(7)　精神医学の経験も反精神医学の経験もない人びとで、上述のようなグループの人たちの経験や観察を編集して公刊した人びと。彼らの書いたものを本来の反精神医学から区別してラカミエが反精神医学主義（antipsychiatrisme）とよんだことを紹介している。

(8)　社会科学の展望によって方向づけをし、ザズから着想を得てモデルを構築したH・ケウプ、高名なフランスの哲学者、社会学者であるガタリとドゥルーズは政治・経済学にもとづいた彼らの批判において たんに精神医学だけでなく、もっととらえにくい総体としての精神分析を攻撃した（*Antiödipus*, 1972）。

もう一人わが国の秋元[1]の歴史的にみた反精神医学の分け方もここであげておく価値があろう。狂気は疾患でなく、それゆえ医学の対象ではないという主張は現代反精神医学の独創的着想ではなく、洋の東西をとわず昔からあったもので、それが今日姿を変えていわば「退行的」にあらわれてきたにすぎないと彼はいう。そしてこの見方からすると、宗教的反精神医学、思弁的反精神医学、政治的反精神医学の三つが取りだされる。これら三つは歴史的に昔からあるパターンである。たとえば、思弁的反精神医学は一九世紀後半のドイツ浪漫主義的精神医学に、政治的反精神医学はナチ圧制下のドイツ精神医学に前例をみることができるという。

なお、秋元は同じ書物の中で、現代の「政治的反精神医学」の具体例として「ソ連における良心の囚人」についてレポートをおこなっていることを付記する要があろう。その出典はロンドンに本部をおく国際アムネスティ刊行の同名の小冊子と彼自身のもつ資料であるという。邦文で読めるもっとも詳細な報告である。なお、この問題は一九七七年のハワイのWPA総会で大きな話題[31]になったという。

以上、諸家の分類にでてくる反精神医学的主張のおのおのについて解説する紙幅がないが、次の二つについてはふれておきたい。一つはわが国での反精神医学書、いま一つはアメリカのごく最近の小論文について。

一九六九年ごろから東大紛争を引き継ぐ形でおこった日本の反精神医学的主張は一九七一年以後雑誌「精神医療」によって展開された。ここでは代表作として森山[28]の『現代精神医学解体の論理』を紹介しておこう。この書物の主題は二つあり、一つはレインらと同様に分裂病概念への批判であり、いま一つは心因論批判と精神分析批判である。前者についてはとくに書き加えるべき新味はないと思うが、一行引用しておこう。「一九世紀末における精神病院の巨大化と精神医療における治安主義・管理主義のなかではじめて近代唯物主義・科学主義的疾病観の貫徹が可能になり、精神医学における疾病単位説が結実され」、その結果分裂病概念がつくられる素地ができた、と。この表現はちょっとわかりにくいから同種の短い発言を別の出所[29]から拾って補足しておこう。「現在、精神医療全体の状況が拘禁と一言でいわれるような、きわめて深刻な状況にある。しかもその深刻な拘禁という状況を医学的に、あるいは精神医学的に合理化しているのが精神分裂病概念である。その全部といわないまでも、そのきわめて主要な部分を精神分裂病概念が果たしている。分裂病とはそういう状況が進行していくなかでつくられてきたわけだし、まさにそういった状況を合理化するものとしてつくられてきたものだ」。つまり、治安主義、管理主義の必要性がたかまるといった事態が先にあり、その結果、精神病者は役に立つ状態には回復しないという治療的ニヒリズムが人びとのあいだにまんえんし、それを合理化するために分裂病概念（正確にはそれに先立つ早発痴呆概念）が要請された、というのである。少し私自身の言葉をたせば、一つの精神疾患を人間が輪郭化するとき、ただたんに天才的な学者がそれまで可視的でなかったものに可視性を与えるといった単純なことではなく、その背景にそういう輪郭ないし概念を暗黙のうちに必要とする社会的・政治的オーダーの事態が動いている。森山のいうところを一般化すればそうなるのであろう。

分裂病論にとくに新味がないのに対し、いま一つの心因論批判のほうは外国にあまりなく、またヤスパースの有名な体験反応論への批判という点でも特異である。まずヤスパース以前の近代の心因論に関する歴史的展望において、森山は法の番人になり下がった医師たちの鑑定のまなざしが、より鋭く険しくなるにつれ、そのまなざしのもとで心因反応は「病気」の衣をはぎとられ、「願望」と「意図」をむきだしにされ、問題が「正常心理学的機構」に還元されてしまったこと、つまり心因反応は精神病質者の意図する「詐病」でしかなくなってしまったこと、そしてこの近代心因論の中心をなした「願望」説ないしは「意図」説がいかに合理主義的人間観に深く結びついていたか、分化された労働を基本とする資本主義的体制といかに密接にかかわっていたか、を語る。ついでヤスパースの心因反応概念があまりに心理次元の変化にことを限定しすぎ、正常心理学の適用にとどまりすぎたことを批判したのち、次のようにいう。「一方では隔離・収容の精神医学としての内因性精神病論に依拠し、同時に他方司法的な、鑑定の精神医学としての反応性精神病論に依拠し、そしてこの両者を宥和・統一することにより現代精神医学の二元論的体系化を行なった」ヤスパースこそ「まさに正統的体制的精神医学の嫡出子であり、もっとも明敏なイデオローグだった」と。

なお、著者はこのほか「夢と眠り」の人間学についてかなりのページをこの書物の中で割いているが、これについて次のことを述べるだけで終わらざるをえない。私のみるかぎり世界の反精神医学の中で珍しく精神分析と無関係にでてきたはずの反精神医学が、やはり同じようにフロイトの原点に帰るという形をとること、そしてその説はレインやユングよりずっと細心に合理的－反神秘主義的甲冑に身をかためているものの「内面への旅路」や「死と再生」の主題にごく近いと思われること、これらはともに日本の反精神医学の政治性の反対面として、おそらく意味深いことに違いないと思えること、以上である。

いま一つアメリカでの分裂病についてのカンファレンスとして知られる第三回ロチェスター会議でのレポートとしてL・R・モシャー[30]が分裂病という診断名は何といっても蔑視的な名称であって病人の上に破壊的な力を及ぼすことは否定できないのではないか、と論じていることを述べて終わろう。ここで彼は、今日一方で、分裂病という診断とその予後はかなり無関係であることが次第に明らかになってお り、他方分裂病以外の診断のつけられた病人の予後が過程分裂病の予後とよく似ることも知られており、したがって今日求められるのは「診断」とは無関係な「社会適応」の予測であるという。しかしながら、分裂病に関しての将来の進歩が診断のもつ破壊性を軽減しうるかどうか、これについては悲観的な予測しかできないという意味のことを述べている。モシャーという人はNIMHの所属の人らしく、この小論に「これは個人の意見で、NIMHの公式見解でない」という意味の但し書がついている。

この小論につづくコメントのなかでR・R・グリンカーSr[14]は次のような短い反論をこころみている。かつて第一次大戦の折りの「弾丸ショック」という病名は弾丸下に実際いなかったケースにつけるのは不合理だという理由で、第二次大戦時にはcombat fatigueとかoperational fatigueといいかえられたが、それによってこうした人びとが庇護できたかというと、むしろ数が減らないだけでなく、適切な早期治療を逸させるマイナス効果しかなかった、と。

4　反精神医学の背景

1　精神医学における反医学的土壌

一個別科学でありながら精神医学が当代広くみられる反理性論、反科学論のきわだった突出点となったことについては、それなりの歴史と理由がこの学問のうちに存したとみるべきであろう。解析を十分にする自信はないが、考えうるかぎりの要件を以下箇条書きにしてみる。

(1)　この学問分野はその扱う対象が精神現象であったため、とりわけ実地にかかわる臨床家にとっては、分析的理性の限界に直面することが多く、どうしても直観的な全体認識のための方法論について模索しなければならないという事情があった。フロイト、ユングの精神分析にしても、L・ビンスワンガー(3)、M・ボス(4)の現象学的人間学にしても、そのような意味で反理性的、反科学的側面をもっていた。このうち精神分析を例にとってみると、神経症と精神病とのあいだに強いて区分をおくことを必要と考えないこと、したがって医学において相当に肝要というべき診断という作業をそれほどには重視せぬこと、原因は身体次元でなく心理次元に、それも発症に時間的に前駆する近因的な出来事にではなく、生活史上の遠因に求められること、治療は原則として一対一の密室性をもち、しかもその手法は常識心理学的な了解によってではなく象徴解釈という非日常的手法によること、治癒とは医学的モデルに際して通常求められる現状回復ではなく、成熟という時間的要因の介入による「新生」であること。以上の特性自体いずれもすでに反医学的である。

もっとも精神分析的疾病観にしても人間学的疾病観にしても、当初は疾病は「個人内部」のもの、個人が罹患し個人が治療されるべき疾患であった。その点で体因論的なオーソドックスな医学的モデルと軌を一にしていた。ところが精神分析的モデルの一つの発展としてでてきた家族研究では、先に述べたようにこの「個人内部」的疾病観まで否定することになる。分裂病とは個人がかかる病気でなく、「家族全体の病気」が種々の事情から成員の一人の上にあらわれたにすぎぬとするのである。現象学的人間学からも、文脈をまったく異にするとはいえ、疾病の「個人内部」性に異議を唱える所説が提出されていることは興味深い。一例としてわが国の木村敏[19]に「気」や「間」に関する思考のあることに注意を促したい。

(2) 次に、近年比較文化的精神病理学がようやく成長してきたことも、反精神医学的な思考の土壌を育てた一因とみなしてよいのではないかと思う。大小の文化圏それぞれによって精神障害の症状や病型や経過がどの程度変わりうるか、また変わりえないかが transcultural (超文化的)に、また crosscultural (比較文化的)に研究されるにつれ、分裂病の病因中に占める社会的側面への関心が一般に増大した。すなわち、社会的・環境的ファクターによって分裂病という病態は案外変貌しうるという推測が生じたことである。

(3) 最後には近年の精神医学の臨床が経験している新しい変化をあげておきたい。それは一言でいえば「薬物出現以後」と標語化できる。つまり薬物出現後、分裂病者の開放療法の可能性はいちじるしく増大した。また、病人自身も多少とも不安から距離をもつことができるようになり、その結果、いわば「病識」をもちやすいようになった。ちなみに分裂病者は原則的には、たしかに病識欠如的であるが、臨床的には今日少なからぬ病者が自ら治療を求めて外来を訪れている。これを分裂病の病像の軽症化とよんでよいと筆者は思う。このような軽症化の原因をすべて薬物のみに帰すべきかどうかは明らかでないが、薬物出現が軽症例への注目を促したことはたしかであろう。境界型分裂病への注目、状況因や反応性への注目など、その好例であろう。かりに分裂病の軽症化をみとめぬ精神科医でも緊張病などがその激症性を減じていることについては一致した見解を示す。かりに前節で述べたような社会的思想的条件が熟していたとしても、緊張病性病像がいまだ多数かつ激症であって、医療者はその治療に際し自己防衛をまず考えなければならないような、向精神薬出現前と同じ事態が今日もあったとしたら、反精神医学的発想はこれほどの共時性をもって世界的に生じなかったのではなかろうか。従来の古典的とでもいうべき診断学がこと分裂病に関しては権威失墜の時代にあるといえないこともない。最近の世界的規模の分裂病診断に関するスタディ（ＩＰＳＳ）[15]は初発症状や病型から予後を判定することのすこぶる困難なことを示唆している。このように臨床精神医学はとりわけ分裂病において転換期にあり、そういう事情も反精神医学の出現に加担したといえぬか。

いやむしろ次のように考えるほうが正しいかもしれない。向精神薬の出現による治療上の進歩が一段落し、向精神薬の出現によって一時期生じた幻想に対し反動的に失望の生じだした時期にあたったのだと。いいかえれば、向精神薬の出現によってある程度までの治療的進歩が達成されたうえにおいてでなければ、一九六〇年の反精神医学的発想は生じなかったのではないかと。

2　思想的背景

一九六〇年代に発する反精神医学の思想的背景を語るのにＭ・フーコーの諸著作をあげる人が多い。たしかに直接間接の影響は大きかろう。周知のごとく『狂気の歴史——古典主義時代における——』[13]（一九六一年）で彼は非理性（dé-raison）を熱心に説いた。この大著を要約することはむずかしいが、ここでの関係でいえば、非理性の復権とでもいうべきことがらであろうか。つまり、古典主義時代に先立つ中世およびルネッサンス期においてまだまったく混沌としていた理性と非理性の区別が、古典主義時代にはいるや、やにわに顕在化し、非理性は理性の対立物として排除されはじめる。理性は非理性の脅威に打ち勝つため監禁という排除＝否定の空間を社会のなかにつくりあげたのなどその一例である。とはいえ、後続する近代に比すれば古典主義の時代においてはまだ非理性は医学中の治療観や疾病観のいたるところに遍在していた。理性が狂気を精神「疾患」と措定し、非理性を完全なるネガティヴとして断絶し排除したのは歴史的には比較的最近のことである。要するに、「歴史の裏面のにぶい物音」に耳を傾ければ、狂気はその時代、文化、社会、民俗などによって規定され、種々なる狂気、種々なる排除の基準がありうるのであって、現代われわれのもつ狂気観もまた例外でない。そう彼はいうのである。

フーコーの構造主義者と称されるようになってからの著作のなかではこの『狂気の歴史』という書物は初期のものであって、以下『臨床医学の誕生』(一九六三年)、『言葉と物』(一九六五年)、『知の考古学』(一九六九年)とつづくのであるが、ともあれ一九六一年、アメリカのザズ、イギリスのレインの著作と時を同じくして、思想家のこの種の書物が生まれていたことは、まさに共時的現象として意味深い。

次にアメリカの社会学に一九四〇年前後からあらわれたラベル貼り理論(labelling theory)のなかに一九六〇年代の反精神医学の前駆をみる人もあるH・M・V・プラーク。[33] 社会学者とはF・タンネンバウム(1938)、E・M・レマルト(1951)、H・ガーフィンケル(1956)らで、プラークによれば彼らの見解は次のごとくまとめることができる。

(1) 異常な行動のおもなる原因は異常というラベルを貼ることに存する。少なくとも、ラベルを貼ることによってそれは防がれるよりはいっそう異常な行動を喚起する。

(2) ある人間にラベルが貼られるという事実はその人の行動が障害される程度によってよりも、より多く社会-経済要因によって規定される。

(3) いったん偏った者という役割を付与されると、それが他の可能なすべての役割を優先してしまう。

プラークのようにみるなら、反精神医学に社会学者や社会福祉関係の人びとが関心をもたれる理由の一つはこのあたりにあるかもしれない。事実一九七〇年代にはいってもlabelling theoryをいう社会学者が何人かアメリカではでているらしい。

次に反精神医学出現の第三の思想的背景として、「弱者中心の視点」をあげることができると思う。とくにどの思想家によって、しかもいつから生じた思想というわけではないが、経済上の弱者にとどまらず、人権上なんらかの差別をうけた（あるいはうけるかもしれない）弱者を中心にすえる見方が急速に一般化した。しかも、いってみれば、他人ごととしてのたんなる同情をこえてわがことのごとくに感情移入する姿勢は、狂気を人びとに身近にするにあずかって大きな力があったといってよいだろう。

第四の、そしてより付加的なファクターとして、同じころから世界的に形成されだしたヤング・カルチュア、カウンター・カルチュアをあげることもできよう。つまり、ここ二〇年間の長寿化、青年人口の増加、中産階層化、高学歴化は人間の青年期に相当する時間を延長させ、成人のもつ既成社会的価値へ急いで参入する必要度を減じさせ、むしろ若者だけによるカルチュアの成立を促した。反精神医学がムーヴメントの形で若い怒れる青年精神科医によって担われたことは、各国におけるまぎれもない事実であった。

5　反－反精神医学

反精神医学は当然のことながら、伝統的精神医学に立脚してきた精神科医たちを刺激した。無視、反論、一体化と多様な反応が今日もなおつづいている。ここでは反論のなかから二、三を選んで要約する。いずれの反論も反精神医学を精神医学のいっそうの成熟のための刺激としてうけとめ、かつ消化しよう反精神医学批判である。

ところみたもので、たんなる拒絶ではない。また視点を変えれば、非理性ならざる理性の立場からの反精神医学批判である。

第一に取りあげるべきはエイの批判であろう。この項のタイトル「反－反精神医学」はエイが一九七二年に書いた論文のタイトルである（anti-antipsychiatrie）[8]。彼は反精神医学のごとくに否定にのみ終始する精神医学は自らの告発する伝統的精神医学以上のイデオロギーを構成することはありえないと批判し、むしろいまこそ、精神医学が精神医学たりうる意義をとらえなおし、精神医学に固有の領分を精神科医が限定しなおし、そうすることによって「精神疾患のレアリテ」をとらえなおそうと、没年まで精力的に論文や著書[12]をあらわした。反精神医学の刺激による精神医学の復権である。

まず、反精神医学の特徴をエイが正当にも次の三項にまとめていることを述べよう。①反疾病分類（anti-nosographie）、②反収容施設（anti-institution）、③反治療（anti-thérapeutique）。若干の解説を付すれば、反精神医学は精神医学が精神疾患を医学的疾患になぞらえ、その一部とみなし、分類しレッテル貼りをし（診断）、ぬぐいがたい未来を決定する（予後）ことの非を説くとき、いうまでもなく反疾病分類的である。さらには、反医学的（anti-médicale）でもある。第二、第三の特徴は第一のそれから必然的にでてくる。精神「疾患」は神話であり、不幸な人間を「精神病者」として扱うべきでなく、彼らを無益にして危険な医学的手段から引き離すべきであるという意味の反収容施設・反治療という命題が生まれてくる。

一九七四年に書かれた論文[10]ではこの三つのアンチ（anti）は次のようにいいかえられている。①反医学ないしは反自然（anti-nature）、②反理性（anti-raison）ないしは反知（anti-savoir）、③反社会（anti-société）または反文明（anti-civilisation）。各項についてのエイの反批判をきこう。

病気は身体および器官の病気以外リアリティをもたない。「精神」疾患は器質的でも身体的でもない。

したがって、精神「疾患」は存在しない。このように主張する反精神医学はデカルト的二元論でしかものを考えていない。しかも精神病理現象の成因をデカルト的な意味での身体へ帰着させることを禁じている。ということは、いいかえればこれは自然への、ないしは生命のもつ自然的秩序の側面への「反」である。ところがエイにとっては、精神医学の歴史におけるデカルト的二元論にもとづく機械論と心因論はともに psychiatricide（精神医学殺し）でしかない。少しく付言すれば、機械論は結局のところ精神医学を神経学にしてしまうし、心因論は精神医学を心理学にしてしまう。レイン流の反精神医学になると、精神医学を心理学どころか社会学にしてしまう。デカルト的二元論にもとづくかぎり精神医学の精神医学プロパーの意義ないしは領分は何も残らない。「精神医学殺し」といわれるゆえんである。しかし、精神医学は精神医学にしか可能でない意義と対象をもつ。デカルト的二元論を離れて次のように考えるとき、つまり精神疾患を心的身体（corps psychique）の統合解体（désorganisation）と規定するときに、である。

「精神医学殺し」のことははやく *Etude* 第一巻（一九五二年）[7]にでてくるが、この「心的身体」なる概念は上述の『反‐反精神医学』（一九七二年）にでてくるのが最初ではないか。この後『幻覚概論』（一九七三年）、『ジャクソンと精神医学』（原著名 *Des idées de Jackson à un modèle organo-dynamique en psychiatrie*, 1975）[11]などで詳しく論じられる。要するに「心的存在は organisation の論理によって〝心的身体〟を構成する。そして、この心的身体は意識存在の構造化として〝生きている身体 corps vivant〟を関連系のうちに統合する」のであり、「人間に人間の全体的統一性と存在の自律性を保証するところの organisation」のことであり（一九七二年）、「その棲家を脳のうちにもつが、その作業はその世界の中で行なわれ、その作業の生産はその世界のなかで客体化され、そして自己の身体に根ざしながらその分枝によって、他の身体（人間の、生物の、無生物の）と交錯しあう」（一九七五年）。

要するに、精神疾患を「心的身体」の統合の解体と規定することによって、精神疾患もまた広く医学のいう疾患とまったく同様に、生命の論理、自然の論理が表現する正常で規範的な秩序に従属しない一形式を構成することになり、精神医学もまた神経学でも心理学でもない、そしてもちろん社会学でもない独自の（医学的）領域を自分のものとする、というのである。

次に「反理性」「反知」に対抗して理性の復権を説く。現実、行為、人間存在の législation（律法）としての理性の復権を説く。精神「疾患」たることを決定するのはかかる理性を人間に可能にしている意識がその統合を解体することである。多少にかかわらず、意識存在の統合性、有機性、組織性の解体するのが精神疾患にほかならない。

最後に、反精神医学はいわゆる精神疾患を「人間を疎外する社会のつくる病気」とみなし、あらゆる社会構造を自由の制限、自由の抑圧とみなし、家族や資本主義や文明の病因的役割を告発するのだが、これに対しエイは「自由 liberté の病理学としての精神疾患」という、彼が昔から説く命題をいま一度表に立てて反論する。精神疾患は抑圧的社会の暴力の結果ではなく、むしろ個人がその正常性から引きだしうる力を自由に行使できなくなっているところに生じる。これは存在論的自由の喪失であって決して自由の刑務所的剥奪と混同されてはならない（J・ツット[39]のいう自由の喪失と自由の剥奪 Freiheitsverlust と Freiheitsentziehung にあたる）。「精神医学がそのまわりをめぐる基本的概念は自由の概念である。」「精神医学は関係的生活 vie de relation の変容を対象とする、医学の分野であり、関係的生活は主体間の関係、すなわち自由な人間のあいだの関係を含むゆえに、精神医学は自由の病理学 pathologie de la liberté としてしか定義のされようがない。」「自由の病理学は精神病者を保護し治療するための手段の問題を提供する。」「治療学はただたんに病人を閉じこめている拘束から彼を解放するだけでなく、自分の自律性 autonomie を自由に処理できないことからもまた彼を解放すべきである」

以上、エイの所論からの断片的引用であるが、基本は昔から彼のいう有機‐力動論であり、反精神医学の挑戦に対抗し「心的身体」なる新概念の導入によって武装を新たにしたといって間違いないのではないかと思う。ただいま一つこの概念を理論化し尽くさないまま彼が逝ったことを惜しむのは私だけではなかろう。

次にオランダのプラーク(33)がごく最近発表した論文をあげよう。この人は精神薬理学のほうで知られる人である。

彼は六〇年代、七〇年代の反精神医学がそれに先立ってアメリカの社会学者が提唱していた異常行動についてのラベル貼り理論の後裔であることを指摘したうえで、反精神医学に次のような正負両面の評価を与えている。

少なくとも反精神医学の主張は次の三点でメリットをもとうとしたことは疑いえない。これまで長年にわたって存在しつづけた（そしてまた今後も存在しつづける危険のある）精神障害への偏見や恐怖を「脱神話化」し、病人に対する世人の態度をより人間的なものにした点、またすでに伝統的な精神医学の内部に発展していた、対人関係や社会復帰の研究を加速した点、そして最後に精神疾患の過度の「心理学化 psychologization」に歯止めをかけた点。

しかし、それはまた精神疾患をあまりにも「社会学化 sociologization」し、新しいもう一つの「神話」をつくってしまったこと、伝統的精神医学のなかで発展した治療法を目のかたきにして、もっぱらペシミスティックな評価しか与えなかった点、とくに生物学的な治療や研究にははじめからアレルギー的にしか対処しえなかった点、研究や証明や評定の必要性を否定することによって、科学的研究の生き残りえないような風土をつくりあげた点、そして何よりも自説を絶対化し、反論を許容せず、単極化しドグマ化した点、こちらにおいて負の評価を与えざるをえない。

そして結局、精神障害が外因的な刺激と個人の（心理学レベルと生物学的レベル双方の）反応力との相互作用の結果である以上、精神医学の当面する基本的な仕事はこの相互作用の分析なのであって、多くの相《アスペクト》のうちの一つのみを過度に強調することは現実を歪曲する以外の何物でもない、と結んでいる。まずは、穏当な見解というべきであろう。

最後に笠原の反精神医学批判を述べることをおゆるしいただこう。すでに別のところ(16)〜(18)で書いたものの再録である。

笠原は分裂病の精神療法可能性や心因性・状況因性などに焦点をあてた研究をおこなってきたこともあって、たとえばレインの社会共謀因説などをも一〇〇パーセント荒唐無稽とは考えなかったし、いまも考えていない。しかし、他方、レインの方法が少なからず難点を含んでいることもまた否定しがたいと思ってきた。たとえば、家族という小サイズの集団の内に微視的な暴力原理がかりに見いだしえたとして、それをただちに拡大して、本来家族とは構成の異質な「社会」という大集団における、しかもきわめて巨大な暴力的現象へといたる方法（一〇二頁参照）がはたして批判に耐えうるかどうか。そのうえ家族研究という学問分野には方法論的に多くの制約がある。家族という小サイズの社会的サブシステムの研究においてさえ存在する方法論上の困難が、社会という上位体系を対象とするときいっそう増大することは当然予想される。

また、キングスレイという実験病棟にしても他との連携のない、しかもラジカルなその局地性、孤立性はかえって悪しき意味の実験性のみを拡大させる結果に終わることは、当然予想されるところだろう。
こういった難点は、結局のところ、レインらが分裂病の発症の機序を説明することにあまりに急であったために生じたもののように思われる。もし、レインらの主張の重点を分裂病の原因とか病因に関するものとみないで、むしろ発病後の経過あるいは慢性化要因に関するものと読みかえることがゆるされれば、上述の難点はかなり程度を減じることができるだろう。もちろん、そうすることはレイン説がもつ反精神医学性をいちじるしく損う換骨奪胎かもしれないが、そのかわり、反精神医学の出現に先立ってすでに旧来の精神医学が獲得しつつあった、環境因的立場からするいくつかの知見と反精神医学の主張とを統合するという実際的臨床的な利得はあると思うのである。なおレイン説自体が、先にも述べたように（一〇一頁）、いったん分裂病とみなされると「ひとはずっと分裂病とみなされつづける」傾向のあることを指摘することにより、慢性化仮説を含んでもいることを指摘しておきたい。

　その読みかえとは次のようなものである。分裂病の精神病理にはいうまでもなく自己破壊という要素が大きな役割を演じる。しかし分裂病性の自己破壊はたんなる自己破壊として静態的・完結的に終わるのではなく、それは共存する他者たちにただちに不安を喚起し、ときには脅えと恐れを誘発せざるをえぬ性質のものである。そのような他者たちの脅《おび》えや恐れは暗黙のうちに分裂病者の社会的疎外を促し、今度はそれが分裂病者の自己破壊の程度を増強し、さらにそれが周囲の他者たちに、病者に対する彼らの社会的疎外への口実を与え、社会的疎外に輪をかけるといった悪循環が成立する。この考え方を極端に押し詰めれば、われわれが分裂病の痴成化として知っている事態は病的過程の直接のあらわれであるよりも、また分裂病性人格変化の直接の軌跡であるよりも、自己破壊と社会的疎外の織りなす悪循環的な社会的事象の産物である可能性が高いということになろう。少なくとも痴成化は分裂病過程そのもののあらわれであるよりも、一種のアーチファクトとしての側面をかなりの程度に含むことになる。

上述のうちに「自己破壊」という表現が少しく特殊にすぎるなら、より広く「自閉性」といいかえてもよい。あるいはこちらに早発感情を与えるところの分裂病的「拒否」、あるいは木村のいうように病者とわれわれとの「間」に生じる拒否的なものとみてもよい。意識的には「愛」の名のもとに熱心な治療ないし看護が行なわれたとしても、この「拒否的なもの」が上述の悪循環の始点となる危険は否定しきれない。したがって、治療は分裂病の場合、それが入院治療であれ外来治療であれ、また生物学的治療を主とするにしろ環境療法を主とするにせよ、また急性期治療であるにせよ慢性期治療であるにせよ、病者と周囲の者が織りなす疎外的悪循環を断つことを少なくとも一つの眼目とみなさなければならない。

6 結語

以上、一九六〇年代に世界の各地でほぼ同時的に発した反理性的立場をとる精神医学の一潮流を、その代表的論客というべきイギリスのレイン説を中心に紹介した。いわゆる怒れる若者たちによる折りからの反エスタブリッシュな動きと呼応して、少なからず政治運動化したこれらの主張は、伝統的精神医学に多少とも立脚してきた精神科医たちをいたく刺激し、各種の反応を引き起こしたのであったが、それらのなかで、積極的な意見を含むと思われる反－反精神医学的主張の二、三を取りあげ、簡単な紹介を付した。また、蛇足的に（筆者らの力量によって分析しうるかぎりおいて）このような反精神医学的主張が今日生まれざるをえなかった背景についても考察をこころみた。

すでに一時期ほどの力感を感じさせなくなったとはいえ、はじまってからまだ二〇年にも満たない潮流に対して十分の評価や批判をしつくすことはいまの時点では困難である。しかし現時点で一つだけいえることは、反精神医学と対面することによってわれわれ精神科医は「精神医学とは何か」「精神医学に固有の領分があるとすれば何か」をあらためて問う立場に立たされたということではなかろうか。精神疾患はひっきょう脳病以外の何物でもないとして精神医学を神経学のなかに吸収解体させたり、また精神病理を過度に正常心理学化することによって精神医学を通俗心理学や通俗哲学のなかに吸収解体させたり、さらには精神疾患者を管理社会が不可避につくりだすスケープゴートとみることによって精神医学を社会学の一部門に位置させたりすることにより、精神医学プロパーの領分ないし対象を抹殺し「精神医学殺し」（エイ）に加担するのでないかぎり、精神医学は自らのアイデンティティをいまたしかめる必要に迫られているのではないか。笠原[18]の拙ない表現をゆるしていただくなら、住居表示の整然と立ち並ぶかにみえる「科学」街のなかでわが精神医学の番地を訪ねなければならないのでないか。無番地や番外地ではないのかといった不安を蔵しながらの模索である。いってみれば、現代の精神科医のidentity-seeking である。反精神医学が少なくともそういうインパクトを与えたという意義は何人も否定できないだろう。

文　献

（1）秋元波留夫『精神医学と反精神医学』金剛出版、東京、一九七六年。
（2）Barnes, M. & Berke, J.: *Mary Barnes*. Penguin, Middlesex, 1972.（弘末ら訳『狂気をくぐりぬける』平凡社、東京、一九七七年）
（3）Binswanger, L.: *Schizophrenie*. Neske, 1957.（新海ら訳『精神分裂病』みすず書房、東京、一九六〇年）

（4） Boss, M.: *Psychoanalyse und Daseinsanalyse*. Huber, Bern, 1957.（笠原ら訳『精神分析と現存在分析論』みすず書房、東京、一九六二年）
（5） Cooper, D.: *Psychiatry and Antipsychiatry*. Tavistock, London, 1967.（野口ら訳『反精神医学』岩崎学術出版社、東京、一九七四年）
（6） Cooper, D.: *Death of Family*. Penguin, Middlesex, 1971.（塚本ら訳『家族の死』みすず書房、東京、一九七八年）
（7） Ey, H.: *Etudes psychiatriques*. t. 1.
（8） Ey, H.: L'anti-antipsychiatrie. *Evol. Psychiatr*. 37: 49-67, 1972.
（9） Ey, H.: *Traité des Hallucinations*. Masson, Paris, 1973.
（10） Ey, H.: L'antipsychiatrie（son sens et ses contresens）. *Encycl. Méd-chir. Psychiatrie* 37005 A-40, 1-16, 1974.
（11） Ey, H.: *Des idées de Jackson à un modèle organo-dynamique en psychiatrie*. Edouard Privat., Toulouse, 1975.（大橋ら訳『ジャクソンと精神医学』みすず書房、東京、一九七九年）
（12） Ey, H.: *Défense et illustration de la psychiatrie. La realité de la maladie mentale*. Masson, 1978.
（13） Foucault, M.: Histoire de la folie.（田村訳『狂気の歴史』講談社、東京、一九七五年）
（14） Grinker, R. R. Sr.: Concluding comments. In: *The Nature of Schizophrenia*（ed. by Wynne, L. C. et al.）, Willey, New York, 1978.
（15） Hawk, A. B. et al.: Diagnostic criteria and five year outcome in schizophrenia. A report from the International Pilot Study of Schizophrenia. *Arch. Gen. Psychiatr*. 32: 343-347, 1975.
（16） 笠原嘉「内因精神病における疾病概念の今日の混乱について」『精神医学と疾病概念』（臺・土居編）、東京大学出版会、東京、一九七五年。
（17） 笠原嘉「レインの反精神医学について」臨床精神医学、五巻、六七五―六八二頁、一九七六年。
（18） 笠原嘉『精神科医のノート』みすず書房、東京、一九七七年。
（19） 木村敏『分裂病の現象学』弘文堂、東京、一九七八年。
（20） Kisker, K. P.: Antipsychiatrie. Epilogue critique. *Evol. Psychiatr*. 42: 1063-1082, 1977.
（21） Laing, R. D.: *The Divided-Self*. Tavistock, London, 1960.（阪本ら訳『ひき裂かれた自己』みすず書房、東京、一九七一年）

（22） Laing, R. D. & Esterson, A.: *Sanity, Madness and Family*. Tavistock, London, 1964.（笠原ら訳『狂気と家族』みすず書房、東京、一九七二年）
（23） Laing, R. D.: *The Politics of Experience*. Penguin, Middlesex, 1967.（笠原ら訳『経験の政治学』みすず書房、東京、一九七三年）
（24） Laing, R. D.: *Self and Others*. 2nd ed., Tavistock, London, 1969.（志賀ら訳『自己と他者』みすず書房、東京、一九七五年）
（25） Laing, R. D.: *The Politics of Family*. Tavistock, London, 1969.（笠原ら訳『家族の政治学』みすず書房、東京、一九七九年）
（26） Laing, R. D.: *Conversations with Children*. Penguin, Middlesex, 1978.（弥永訳『子どもとの会話』海鳴社、東京、一九七九年）
（27） Mannoni, M.: *Le psychiatrie, son «fou» et la psychoanalyse*. Seuil, Paris, 1970.（松本訳『反精神医学と精神分析』人文書院、東京、一九七四年）
（28） 森山公夫『現代精神医学解体の論理』岩崎学術出版社、東京、一九七五年。
（29） 森山公夫「討論」精神経誌、七八巻、三六九頁、一九七六年。
（30） Mosher, L. R.: Can diagnosis be non-pejorative? In: *The Nature of Schizophrenia* (ed. by Wynne, L. C. et al.), Wiley, New York, 1978.
（31） 大熊輝雄「世界精神医学「ハワイ宣言」案」精神医学、一九巻、一二〇〇頁、一九七七年。
（32） Peters, U. H.: Laings Negativmodell des Irreseins. *Nervenarzt* 48: 478–482, 1977.
（33） Praag, H. M. V.: The scientific foundation of anti-psychiatry. *Acta Psychiatr. Scand*. 58: 113–141, 1978.
（34） Siegler, M. & Osmond, H.: Models of madness. *Brit. J. Psychiatry* 112: 1193, 1966.
（35） Siegler, M., Osmond, H. & Mann, H.: Laing's models of madness. In: *R. D. Laing and Anti-psychiatry* (ed. by Boyers R. & Orvill, R.), Harper and Row, New York, 1971.
（36） Szasz, T.: *The Myth of Mental Illness*. Harper & Row, New York, 1961.（河合ら訳『精神医学の神話』岩崎学術出版社、東京、一九七五年）
（37） Sztulman, H.: Antipsychiatrie et psychiatrie. *Evol. Psychiatr*. 77: 83–109, 1972.

（38） Sztulman, H.: Antitexte sur l'antipsychiatrie. *Evol. Psychiatr.* 39: 127–132, 1974.
（39） Zutt, J.: *Freiheitsverlust und Ereiheitsentziehung—Schicksale sogenannter Geisteskranker.* Springer, Berlin/New York/Heidelberg, 1970.（山本ら訳『自由の喪失と自由の剝奪』岩崎学術出版社、東京、一九七四年）

分裂病患者にとっての「社会性」（一九九四）

1　まえがき

現代医学のなかでは心理次元へのアプローチと身体次元へのアプローチとの間には、原理的に容易に接点をもちにくい裂け目がある。しかし、われわれの精神医学の仕事のなかでは現実にその困難な接点を求めざるをえないほど、二つが近接し同居している。それも、内因性とわれわれが呼ぶ障害に対するとき、そのことが明確になる。

神経症ならびにその周辺の障害については、昨今薬物療法の部分的成功が生物学的視点の必要性を多少増大させたという事実はあるにしても、それへのアプローチの主役がおおむね正常理学であることに何らかわりはない。他方、器質性精神障害や症状性精神障害については、その症状の精神的側面について（たとえば痴呆症状の）記述が不可欠である以上、また治療法の効果判定に精神症状の評価がつねに一定のウエイトを占める以上、精神病理学なしにはすまされないわけだが、しかしそこでの精神病理学はせいぜい記述レベルで十分であり、主役はあくまでも神経学的視点といってよく、その治療家に補足的に心理学的社会学的素養が求められるにしても、精神病理学というほどの特異な心理学を必要とするものではない。

結局、精神医学の臨床といっても、そのすべての領分においてではなく、分裂病、気分障害、非定型精神病、妄想病といった一群に対してのみ、心理的と身体的の双方向がそれぞれに自己主張しながら並存せざるをえないという「特殊事情」がある。

2　分裂病について

精神科医もまたもちろん、できることなら、二つのどちらかの一方向ですませることができれば、と内心思っている。生物学派ならずとも、内因性障害を脳疾患としてすっきり捕らえられる日のくることを信じたい思いが、心のどこかにある。逆に、心理的な文脈で説明でき、治療できる将来があるなら、それはそれでもよい。分裂病がその成因において心因性を完全に排除できると考えるのはあるいは早計に過ぎるかもしれない。しかし、臨床に長年たずさわった者としては、いわゆる内因性障害では（とくに分裂病グループについては）将来もそう簡単にどちらかに割り切れることはないのではないか、という不安から容易に解放されない。この不安の所以を筆者なりに言語化すると次のようである。

(1)　これだけ特徴のある深刻な症状と長期の経過を示す疾患であるにもかかわらず、あまりにも身体的異常所見がなさ過ぎる。検査技術の画期的に進歩したといわれるこの二〇年においても、なお、この領域にいわゆる生物学的指標は何ひとつ発見されていない。しばしば「発見」として報じられる新知見は、かつてのそれと同様、たいてい短命におわり、われわれを失望させ続ける可能性が大きい。

おそらく、かりに身体因があるとしても、直接にはあらわれにくい。そういう特殊な構造をこの病気に関しては考えなければならないのではないか。最近Ch・ムントが病前性格についての論文の中でほぼ同様のことをいっている。これについての花村誠一の指摘もある。

(2)　経過が多様で、横断面の症状からその経過をほとんど予測できない。薬物療法に進歩がみられ、外来分裂病が増え、他の身体疾患と同様にかなりの程度に疾病管理ができるようになった今日なお、薬物によく反応するタイプかどうかを横断面の症状等から判断することは難しく、ましてや、各ケースの長期経過の予測となると今のわれわれの力にあまる。近々二〇年のあいだに発表された世界の長期予後研究は（M・ブロイラー、L・チオンピ、G・フーバーそして群馬大グループなど）一致して分裂病が予想以上に多様な転帰を示し、長期に追跡すれば少なからぬ寛解例の発見されることを示した。かつて分裂病を躁うつ病と対比し、百人の患者には百の経過があるという意味のことをいった人がいた。その表現は少し文学的に過ぎるとしても、元来のその個人の個性、性格、来歴によって修飾される程度の大きさは、器質性障害・症状性障害の経過の特色と比べる時、歴然である。

(3)　薬物療法はたしかに治療を容易にさせたが、しかし現有のそれが抜本的治療法からまだまだ遠いことを、臨床家は痛感している。薬物療法によって飛躍的に解明されはじめた神経伝達物質レベルの問題が、この病気の治療にさいして究極的に考慮せざるをえない人格レベルの障害とどのように関係するかについては、まだまだ五里霧中といってよく、この点についてはエクレウスの例の、木に竹を継ぐ観のある心身論以上にわれわれも出ることが出来ていない。臨床治療に利用できるような統合的理論はまだ未熟の域をでない。

(4) 内閉という特異な精神症状は、器質性障害や中毒性障害などにみられる類似の症状と似て非である。世俗と超越の双方に足をかける「二重見当識」を生み、ヒトの社会生活の基本を支える「言語」を危うくし、「自他の関係」という対人関係における極小の単位に障害をきたし、心身両面にわたる「無気力」を結果し、そして「病識」を（知的障害や意識障害がないにもかかわらず）終始明確に獲得させない。しかし、医師患者関係のなかではその程度に動揺があり、かつ年齢による修飾がときに晩年軽快をもたらす。そういう精神症状は神経学・神経心理学の症状としてはまだ知られていない（と思う）。

(5) 蛇足だが、反対に、心因性環境因性としてわれわれの知る疾患とも明らかに異なる。たとえば、分裂病の無気力無関心と登校拒否や出社拒否ケース（退却神経症群）のそれとの違いは後者を多数経験した日本の医師がよく知るところである。神経症的、境界例的なひきこもりはそれ自体では決して分裂病的エネルギー喪失（コンラート）に至らない。

3 両アプローチの接点に「社会復帰」をおく提案

理論的には二つのどちらのアプローチにより多く親近感をいだくにしろ、今日の治療家として思うところは誰しもほとんど同じなのではないか。それは社会復帰という課題が、薬物治療や社会治療に一定の進歩の見られた今日なお、なかなかに困難であり、それだけになんとかこの隘路を打破したい、という悲願である。この点については生物学派も精神病理学派も社会精神医学派もないであろう。反省を要するのは、両アプローチがそれぞれに駆使する心理療法も薬物療法も、結局は社会復帰療法へと結集しなければならないはずであるが、二、三の例外を除いて、精神病理学派も生物学派も社会復帰についての発言にいささか熱意に欠けていたのではないか。

この現実問題に着目して、分裂病患者が失い、そして容易に回復できない社会性とはどのような社会性か、という問を、〝精神病理学と生物学的精神医学〟の「と」の位置にあらためて捉え、両方向からこの主題に向かって理論的実践的に努力を結集してはどうか、というのが筆者の提案である。二つの方向から分裂病に迫ることを使命とするわれわれ臨床精神科医には、疫学者や基礎学者にない視点が当然いくつか必要になってくるが、これもそのなかの一つのつもりである。

1　精神病理学への期待

精神病理学のサイドから分裂病の社会性という問題意識をもつことは、その気になれば生物学派に比べ、はるかに容易なはずである。分裂病の精神病理学の歴史は、見方によっては、その社会性の障害をより精密に語る努力であった、といって過言でない。

たとえば、E・ブロイラーの内閉性の記述にはじまり、E・ミンコフスキーの有名な「現実との生ける接触」の喪失、L・ビンスワンガーの Verstiegenheit, Verschrobenheit, Manieriertheit の三様式。H・S・サリヴァンやF・フロム‐ライヒマンらの人間関係障害についての力動的精神療法的記述、米国にはじまり、日本の井村恒郎にも優れた着眼のある家族研究、木村敏、W・ブランケンブルク、R・D・レインらによる「自己と他者」の視点、あるいは木村の東洋的な aida 論、難解とはいえサリヴァンらに継ぐ、分裂病の心因論的研究者として見逃しがたいラカンのシニフィアン論あるいはひろく言語論、あるいはわが国に独特の安永浩の理論的・神経学的精神病理学、中井久夫の慢性的身体疾患をモデルに展開される分裂病患者のライフステージ論等々。

筆者の上の提案の線にそうなら、精神病理学派に望むのは分裂病患者の心理のさらなる追究に際して、今少し彼等において失われる社会性に焦点をあて、それを言語化し、かつ出来れば実用に結び付ける方向での提言をこころみてもらえないか、ということである。そうすることで、生物学的発想に拠る同僚との接点を探る一つの可能性が開ける、と思うからである。

元来、精神病理学者は個人的な患者医師関係を重視し、社会復帰も一対一の枠内でおこなわれる人間関係を基盤に考えたがる傾向にあり、ともすればマスとして考える生物学派と視点をことにする。また、すべての学者というわけではないが、彼らは概して常識的訓練的な社会復帰を患者に課することを好まぬ傾向を共有するようにみえる。さらにいえば、どちらかというとこの病気の予後については悲観論にくみし、社会性の喪失からの病人の回復について少なくとも主要な関心を払ってこなかった嫌いがある。精神病理学者が自分の仕事を「臨床的」と考える以上、この病気に関してはなによりも、社会復帰こそ臨床家の実績と考えるように方向転換してはどうであろうか。

たとえば、木村敏は比較的最近の論文で、人間とは集団への帰属意識と「個」の自己意識との競合が如何ともし難く存在する動物であるが、どうしても後者が優位になるため、ここに裂隙が生じざるを得ず、そこに人間独自の自己性が生まれると述べ、加えて人間存在にとって当然で不可避のこの裂隙において自己性が生み出されるあたりで、将来分裂病になる人は（多分その思春期において）ある種の齟齬を来す可能性をもつ、という意味のことを言っている。木村の今までの「あいだ」論に比すると、社会性の考察にも、社会復帰療法という視点からも臨床的応用が考えやすい所論のように筆者には読める。ここでの筆者の接点という提案からすれば、比較的有効なその修復法としてどのような経験を木村はもつのか、症例によって暗示してほしいと思うのは、私だけでないであろう。

2　生物学派への期待

たとえば、生化学レベルの研究者にとっては、その研究のオーダーとここでいう社会性の障害ならびに回復という課題のオーダーとの間にはあまりにも隔たりがあり、二つを直接結び付けることの不可能は当然である。したがって、しばしば後者はまったく別のレベルで（研究者ではなく）臨床医の課題としておこなわれるのが常のように見える。この一見困難に見える二足のわらじは、しかし、実際にはさかんにおこなわれており、事実生物学的研究者の論文には、つねづね思うことだが、分裂病についての社会復帰にかんする、さらには精神病理学にかんする大胆な発言が意外に多く見られる。社会復帰に関しては、むしろ精神病理学派より発言としては多い。推測するに、精神病理学徒にとっては研究の場即臨床の場であるがゆえに、社会復帰についても発言するとすればどうしてもそこに精神病理学的ノイエスが要求され、それだけに慎重な態度になりがちなのに対し、生物学派の方は研究者と臨床家という二つのより自由なスタンスをとれるからではないか。

最近「臨床精神病理学」雑誌で同じ題の特集をした際、討論の素材とした臺弘の諸論文などは、彼が早くから生物学的研究と社会復帰的臨床研究という両極を置き、その間を埋める形で行動心理学的、神経心理学的ニュアンスの強い精神病理学を展開したことをよく示しているが、これなどは生物学派からする統合的研究の一つのサンプルの感がある。最近も彼はこの病気について「不自由病」という新名称を呈している。自由とは、もちろん心理的概念であるが、同時に生物学的な行動・思考の選択に関する、むしろ行動論的概念であることに注意を要する。

こうした臺の機能的切断症状（一九八四）に連なる研究には、その後も数は少ないが、言及が続いている。そのうち、分裂病の社会性を考えるという視点に立つと、「全体」と「部分」という問題を考えるのに役立つ神経心理学レベルの研究がとくに注目されてよいのでないか。

たとえば、鹿島晴雄ら、倉知正佳らに前頭葉、前頭前野、連合部に注目する論文がある。倉知は脳血流研究の知見から独自の分裂病性幻聴についての精神病理仮説さえ提出している。この病気の認知についての精神生理学的研究で知られる丹羽真一は、障害の locus は解剖学的な場所の特定ではなく、上下の階層を貫く一定の系であろう、と述べている。町山幸輝は認知機能に関して、その半球間連絡機能障害は従来いわれていた半球間の離断よりもむしろ両半球の機能の未分化、機能均等、半球間過剰連絡にあると想定している。木村敏も引用しているが、ナスラーラは左脳への異質な右半球意識の侵入、という面白い発想を述べている。中安信夫は、精神病理学者であるが、初期分裂病にかんする記述精神病理学的研究のなかで、その底に神経心理学的発想のあることを告白し、半球間過剰連絡症状とか状況意味失認といった、大胆な概念を提示している。

いうまでもなく、「認知一つとっても、分裂病の場合、情報処理、反応処理はまがりなりにも行われており、個々の情報の意味を解しない痴呆患者とちがい、全体状況のなかでの現実把握が問題である」（丹羽）とすれば、神経心理学者が今少し分裂病への関心をもってくれることから、社会性へむけての接点が開けないであろうか。乱暴な推論で、専門家には失笑を買うであろうが、失語・失認・失行中枢ならぬ失社会性中枢は存在しないのであろうか。

「全体」と「部分」の関係についてはこんな考え方はどうであろうか。しばしば精神病理学の概念は、というより日常の臨床精神医学の実用概念は、「パーソナリティ」とか「生活史」とか「人格水準」というように、全体的概念である。こうした概念（あるいは前概念）を駆使しないではわれわれの臨床はおこなえない。たとえば、SPECTによってある特定の抗幻覚薬の脳における作用部位が局所的にとらえられたとしても、その「部分」を幻覚についての直接的な責任病巣と考えるのか、それとも、中間項のいくつかを経て、何らかのかたちでネオ・ジャクソニズムのいう「全体的」な生物心理学的エネルギー水準の向上が生じ、それによって始めて幻覚という非現実的な精神病理症状がもはや不要になり、その解消あるいは背景化が生じる、と考えるか。私にとっては、もちろん後者の方が臨床的に理解しやすい。ましてや、幻覚という一症状ではなく、社会性の回復という「全体」を主題とするとすれば、なおさらのこと「部分」のみの視点で解決されるとはおもいにくい。

4　システム論の可能性について

昨今システムという考えが精神医学の世界にも浸透しつつある。はじめ、家族研究として知られたこの考え方は、たとえばチオンピの『感情論理』（一九八〇）で示されるように、脳の解剖学レベル、代謝・生化学・生物学のレベル、半球間連合・中枢神経系のレベル、個人の特性のレベル、共生関係のレベル、社会制度のレベル、コミュニティのレベルなど多数の影響しあう構造レベルの関係としてみる提案にまで昇華している。とくに彼はその中心に包括的な感情・認知照合システムを仮定し、これが感情論理という書名を暗示する。

ほかにもシステム論は多々あるが、ここでチオンピを挙げたのはそれに対して生物学派（たとえば佐藤光源）も精神病理学派（たとえば花村誠一）も等しく関心を示しているからである。

この種の考え方でいくと、社会復帰を困難にする心的エネルギーの低下もコンラートをはじめ多くの人が常識的に考えるように必ずしも脳器質性の障害を示唆するとは限らず、「脳連合システムの活性低下は、患者の人間関係が狭められて心理社会的な体験領域が著しく貧困になった（慢性的な刺激減少の）ため生じる器質的沈殿物である可能性がある。したがって、時には治療的に刺激された状況で、またときには全く自然な形で、長い年月のうちに急速に寛解に向かうことが起こりうる」（三二七頁、訳書三七三頁）。上記したように、分裂病の二〇年以上にわたる長期予後研究者の言葉であるだけに無視し難い。

しかし、私見をのべれば、システム論は分裂病の社会復帰治療に果たしてどれほどの実質的なプラスをあたえるであろうか。単なる理論におわらないであろうか。システム論の原形を提供した家族研究はこの病気については大した力を発揮しなかった歴史がある。むしろその研究成果は境界例や重症神経症に応用されていることは周知のところである。期待しつつも危惧も否定できない。

5　精神病院以外での分裂病患者の治療的あるいは自然的経験

この病気の社会性の障害を考えようとすると、われわれはあまりにも病院内での患者のそれ、あるいはせいぜい退院患者の生活しかしらないことにきづく。それは多分、特殊な修飾を受けている病人諸氏についての観察であるに違いない。さいわい、外来分裂病患者（あるいは入院してもごく短時日ですみ、その人生の大半を家庭か社会のなかで生活する患者）を今日の平均的な精神科医は一定数知るようになっている。また、精神科診療所、精神科クリニックでの医師の経験は病院とは違った側面をわれわれに教える。一例を挙げると、生村吾郎は彼の独特の、診療所ならぬ診療所での経験を紹介している。それを読むと、われわれの思う以上に病人は、制限されているが独自の生活力をもつ。分裂病において失われ、回復しにくい社会的側面について知り、過不足のない社会復帰療法を考えるには、この種の経験を蓄積することも必要であろう。

6　結　語

社会性という言葉は曖昧である。社会学や文化人類学のいう社会もあれば、疫学的対象としての社会もあれば、人間関係としての社会もあり、今西（錦）的動物社会もある。

分裂病で失われる社会性とはどういう側面か。すでに関連的記述はあまたあり、そのなかには、認知障害という言葉でとらえられるレベル、steif, mimikarm と記述される身体的表情レベル、無気力、無関心という社会的行動レベル、一定の距離をおいて、しかし医師や看護者の一挙手一投足を注意深く見ている慢性入院患者の場合のような、限定された空間のなかの適応行動としての社会行動のレベル、常識の無視、あるいは常識からの出立といった人間学的社会性のレベル、反精神医学が指摘したように、収容主義化にある現代の医師と患者が共有し、かつともにそこにしばられる社会的教条・偏見のレベルなどなどがある。

しかし、正面切って分裂病において失われる社会性とはなにか、と問う論議は意外になされてこなかった。しかし、この視点は、社会学への逆給付を可能にするという一面もさることながら、それよりも、われわれの切実な要望としての社会復帰療法に新しい活力を注入する可能性をもつのでないか。

ちょうど、集団療法が分裂病に対して健康保険上認められはじめた時代にある。この時にあたり、わが国の精神病理学研究と生物学的研究がその接点において、たとえば、ただいま知られるＳＳＴなどを一つのたたき台として、これを改良し修正するのに協力する動きをする、というようなことがあってもよい、と思う。

文　献

(1) Ciompi, L.: *Affektlogik.* Klett-Cotta, Stuttgart, 2. Aufl, 1989.（松本雅彦、井上有史、菅原圭悟訳『感情論理』、学術書院、一九九四年）
(2) 花村誠一「脳と心のひだの科学」臨床精神病理、一四巻、二一三―二三〇頁、一九九三年。
(3) 生村吾郎「回復をはばむもの――精神医療の侵襲性について」臨床精神病理、一三巻、九―一六頁、一九九二年。
(4) 笠原嘉「分裂病患者に対する臺氏の「機能的理解」について」臨床精神病理、一四巻、二二一―二三三頁、一九九三年。
(5) 笠原嘉「概説」『精神の科学（第1巻）』岩波書店、一九九三年。
(6) 鹿島晴雄、加藤元一郎、半田貴士「慢性分裂病の前頭葉機能に関する神経心理学的検討」臨床精神医学、一四巻、一四七九―一四八九頁、一九八五年。
(7) 倉知正佳、小林克治、鈴木道雄ほか「精神分裂病への神経心理学的接近」臨床精神医学、一六巻、七五―八二頁、一九八七年。
(8) 木村敏「メタ精神医学としての現象学的精神病理学」臨床精神病理、一四巻、一七七―一八二頁、一九九三年。
(9) 町山幸輝「精神分裂病における身体因と心因」精神医学、三六巻、五九三―五九八頁、一九九四年。
(10) Mundt, C.: Gibt es eine Konvergenz der Schizophrenie-Hypothesen? Janzarik, W. (Ed.), *Personlichkeit und Psychose,* Enke, Stuttgart, 1988.
(11) 中安信夫「虚飾と徒花――「精神病理学 vs. 生物学的精神医学」に寄せて」臨床精神医学、一四巻、二〇五―二一二頁、一九九三年。
(12) Nasrallah, HA. 針間博彦、中安信夫訳「異質な侵入者としての、統合されていない右大脳半球意識――分裂病におけるSchneider の妄想の成因についての一つの可能性」精神科治療学、八巻、二三八―二四六頁、一九九三年。

(13) 丹羽真一「精神分裂病の認知行動論」木村敏・松下正明・岸本英爾著『精神分裂病』朝倉書店、一九九〇年。
(14) 佐藤光源、沼地陽太郎、吉田寿美子「生物学的精神医学における分裂病概念」町山幸輝・樋口輝彦『精神分裂病はどこまでわかったか』星和書店、一九九二年。
(15) 臺弘「履歴現象と機能的切断症状群」精神医学、二一巻、四五三―四五六頁、一九七九年。
(16) 臺弘「精神分裂病の生物学的研究と精神病理」町山幸輝・樋口輝彦編『精神分裂病はどこまでわかったか』星和書店、一九九二年。
(17) 臺弘「自由を失う病とその治療」精神医学、三四巻、七七七―七八四頁、一九九二年。

心理学的精神医学の提唱（一九九九）

1　まえがき

標題とした「心理学的精神医学」は、ネオロギズムではあるが、とりわけて深遠な意味をもつわけではない。今日世界的規模で無視できない業績をあげつつある生物学的精神医学の向こうを張って、精神病理学が命脈を保つのにはどうするのが賢明かを考えるうち思いついた名称にすぎない。精神病理学が医学の枠組みの中にしかるべき居場所をもち続けようとするなら、そのための意識改革をおこなう必要がないのか。

たとえば、今日の医学部教授会は年々、心理学的・精神病理学的な精神医学の業績を評価しない方向へ向かっている。表現を変えれば、心理的な意味を了解するという作業に医学的意義をますます認めなくなってきている。たしかに一方では、医学総会のプログラムなどをみればわかるように、身体だけではなく心も大事だ、というスローガンがしきりに掲げられるようになっているが、それはあくまで医療サービスとしての常識的な心づかい、という限りにおいてであって、医学の中での「心」の本格的な研究を正当に評価しようというわけではない。

精神科医はそれでは困るから、医学という言葉の中に単なる応用生物学におわらず応用心理学、応用社会学をも含めた、いわば臨床哲学とでもいうべき側面を含むよう、医学界に働きかけなければならないと思う。それによって「医学」という言葉自体の意味が考えなおされ、より現代に即したものになることを望むのであるが、同時にわれわれも医学部の中で自己主張できるために、変えるべきところを変えるべきでないか。

ここでことあらためて、ある意味ではトウトロジーというべき心理学的精神医学という名称を提唱する目的は二つある。一つは、この際非生物学的諸学派をこの名のもとに糾合すること、今一つは、それをもとに、ともすれば乖離しがちな生物学的精神医学派との接点をさぐること、である。

2　非生物学系精神医学諸派の糾合

二一世紀においていかほど脳の生物学的研究に進歩がみられようとも、心理次元と社会次元で展開される人間のその時代時代の精神病理現象を「記述し」その意味を「了解し解釈し」、治療手段を考える方法が、医学にとって不必要になることはないだろう。少なくとも精神医学の臨床においては決してありえない。

事実、生物学派の人といえども精神科の診察室では、病態心理学（精神病理学）の知識なしには一人の患者すら診察できない。生物学的精神医学が薬物療法の手法と理論の近年の進歩を担うことによって治療に大きく貢献したことはまぎれもない事実であるが、しかし社会復帰とか社会参加とか人間的成熟という、より大きな治療目標までの「距離」にはまだまだ大きなものがあり、それが生物学的手法のみによって埋めうるとは思えない。臨床にタッチしない人からは、脳科学の進歩によって理論的に近い将来可能になるという楽観的かつ無責任な予想もときに聞かれるが、日々病人を診察するわれわれからすると残念ながらこの距離が近い将来解消されるとは思いにくい。

もしそう考えることが当たっているなら、精神分析学、病跡学、社会精神医学、児童青年精神医学、精神診断学、犯罪精神医学、各種の治療学などにたずさわる者が心理学的精神医学派のメンバーとして意識を共有し合いながら、情報を交換し臨床技術を磨くのはどうだろう。できれば、将来関心をともにしてくれる精神保健福祉士や臨床心理士にもメンバーに入ってもらいたい。いうまでもなくチーム医療の時代である。

そのためには、さしあたって具体的に、何年かに一度、各派が近年の業績を交換し合う。それも、自分たちの意見を学会発表式にしゃべって終わりとするのでなく、少数症例について十二分に時間を割いて各派が自分たちの考え方を聴衆に伝える努力をする。その際、今日経験的（エンピリカル）という形容詞を冠して行われる大きな数を対象にした計量的・統計的研究と並んで、心理社会的な現象への了解学・解釈学を一層洗練していくための少数例の症例研究、あるいは自分自身がたしかにこの目でみた一〇例なり二〇例についての、いってみれば「中数例」の研究を心理学的精神医学派の方法として積極的に活用するのはどうだろう。

多分、大数例研究が有名ジャーナルを占拠する今日にあっては、このような少数例・中数例研究への反論は十分予想される。各観察者のバイアスが問題で、自分の見方に都合のよいケースのみが選択される危険性があるとか、自分の仮説に都合のよい点のみを取捨選択する危険がある云々などという反論が予想される。たしかに、私自身の経験に照らしてもその危険がないとはいえない。あるテーマに関心をもつと不思議にそういうケースが集まってきた、という経験を一度ならずした。こちらが関心を失うとそれほど集まらなくなる。多分そこには、選択的関心と選択的無関心が同居していたと思う。

しかし、そうだからといって心理学的精神病理学がすべからく客観性のみを目指し、たとえば、一定のアンケートを不特定の集団に施行し機械的に集計して統計学的に処理する方法のみを採用すべきだという主張には、反対せざるを得ない。多分、こういう方法で客観化できる精神現象にはおのずと限界があり、総じて臨床好きな精神病理学徒が狙っている了解や解釈の対象はそういう限界を越えたところにあると思うからである。

また、少数例研究や中数例研究ではどうしても観察者と被観察者の構成する地域性・土着性が勝ち、世界に共通する開明性が得られないという反論もあると思う。しかし、世界性・開明性のある知見の方が優れている、という生物学的精神医学にとっての自明の理が心理学的精神医学の領分にもそのまま通用するかどうかは、にわかには判定しがたい。治療に役立つのはどちらかというと土着性・地域性のある知見の方だということもありうる。

コンピューター時代が獲得した計量精神病理学という新分野の知見は、私の印象では、われわれが日々の経験から直観的に知っている臨床知見を再確認させてくれる。もちろんこの功績は小さくない。日本精神病理学会がこういう研究発表にもっと門戸を開くことを希望する。が、逆にいうと、計量論文がわれわれに教えるのは再確認までであって、それがわれわれに新知見をもたらしてくれた、という経験は私にはほとんどない。計量論文の発想の元になる臨床知見といえば、すべては臨床家が少数例・中数例から年月をかけて抽出ずみのことがらではないか。

表現を変えれば、毎日多くの患者を診ながら知見を獲得するに際しての臨床家の「直観」はそんなに軽視されるべきでないだろう。多分、来世紀になっても、精神医学の臨床的発見の端緒を担うのが直観的な仕事であることに変わりはなく、その意味で、少数例に多角的な了解学・解釈学の光を当てる症例研究が精神医学の研究法として市民権を失うことはないと信じる。もし先進的な欧米において一時的にそういう方法への懐疑が強く語られるとしても、それに過度に同調するのはどうであろうか。

最後に、このような研究方法は元来精神病理学が得意としてきた方法であるから、数年に一回程度の会合の世話役を本学会が演じてはどうか、と提案したい。

3　生物学的精神医学との接点の模索

心理学的精神医学とことさらにいうもう一つの目的は、生物学的精神医学との関係をもちやすくするためである。

精神医学は内科系の小分科であるが、脳と心という原理的に異なる二つをいつも同時に扱わねばならないという、他の医学分野にない（いや科学分野すべてを見回しても他にみあたらない）科学的難問[4]を抱える点でユニークな分野である。

精神科以外の医師にとっては、脳と心を「同時にみる」という二重性は、しばしば美談として語られこそすれ苦悩とされることはなく、なかには気安く心身一如という言葉を好む医学者も少なからずおられる。たとえば、患者のクオリティ・オブ・ライフを語る癌の専門医や、身体疾患の発生に心理的社会的事実の関与のあることを重視する心身医学関連の人々がそれに当たろう。が、精神科医にとってこの二重性の統合はそれほど容易な作業ではない。それは中等症から重症例に対処する諸兄姉の日夜経験されるところと信じる。心理カウンセラーならともかく、精神科医であろうとする以上、われわれはまだデカルト以来の心身二元論の中に止まらざるをえない、というのが私の実感である(5)。

数年前日本精神神経学会総会で、続けて何度か「精神病理学と生物学的精神医学」と題するシンポジウムがおこなわれたのは、その意味で理由のないことではなかった。

もっとも、そのときの演者の中にも次のような意見の方もあったと記憶する。心・身は所詮相入れないのであって、精神医学の中で生物学派と非生物学派を出会わせるなどということは無理な相談である。別々に研究するしかない、と。

しかし、われわれは生物学派でも心理学派でも臨床医としては相似た患者をみている仲間である。同じ科の中にいるのだから、もう少しお互いが接点を模索した方がよい。ただし、そのためには若干の工夫がいるだろう。どういう具合に生物学派と接点をもつかという工夫がいる。両方から近づきやすいテーマをいくつかみつけられないか。

4　精神医学からみた社会性

私は以前「生物学的精神医学と精神病理学(9)」でその接点の「と」のところに「社会力」というか「社会性」というか、平たくいえば人間の「集団志向性」を置いてみてはどうか、という考えをおそるおそる述べたことがある。

このときの論旨は分裂病を念頭に置いてのものであった。たしかに、われわれは分裂病という状態を観察するとき一番はっきりと、人間には知的機能とは独立して社会適応機能というもう一つの機能があり、この障害は、知的機能の障害を一次的とする老年痴呆や脳器質性障害に勝るとも劣らず、深刻な事態をもたらすことを知っている。分裂病では社会適応機能の変質こそつねにより一次的本質的であることを知らされている。

しかし、考えてみれば、分裂病のみでなくうつ病でも神経症でも人格障害でも、精神科医の関係するほとんどすべての病態は多少とも社会への適応力を失うことにおいて、はじめてわれわれのもとに運ばれる。逆にいうと、すべての精神科治療は、それが心理治療であれ薬物療法であれ行動療法であれ、社会への適応をよりベターにしないことには実効があったとはいえない。

うつ病は抗うつ薬が効いて「主観的に楽になった」というだけでは、治療は終わらない。心理的抑制症状が残遺し社会への参加がままならぬ場合の今日少なくないことは、なかなかよくならない軽症うつ病の治療にかかわれば、すぐわかることである。

「アイデンティティを獲得できた」というだけでは青年の神経症の治療は終わらない。彼らなりの社会参加が開始されて初めて、治癒に一歩近づいたといえる。最近数を増すかに思われる退却症的な（あるいはひきこもり症的な）青年をみていると、痛感する。

しかし、社会性とか社会力という言葉は今日日常語として、いってみれば擦り切れ陳腐になっていて、研究上の概念として使用するには少し検討と整理を加えなければならない。

われわれのまわりで語られる社会性には、ちょっと考えるだけでも、社会科学が自明のごとくに使う無名の社会機構とか社会制度の意味の社会性もあれば、もう少し人間臭のある世間という概念もあれば、疫学の数字でしか表現されない無機的な社会性もある。また内容的に、対人関係の善し悪しをいう社交的社会性もあれば、労働の可否と質を重んじる社会性もあれば、社会生活の中の快楽の可能性を重んじるそれもある。さらには、動物学者のみる動物の社会も精神科医にとっては興味がある。

精神科の臨床で考えさせられる社会性には上記のすべての局面が幾分かずつ含まれる。そのことは社会精神医学会の演題を通覧すればわかる。しかしながら、精神医学で使われる社会性の中には他の学問分野の概念の借用ではなかなかうまく説明できない社会性がある、という気がする。表現を変えれば、精神科の臨床ではじめて析出する社会性とでもいうか。それも、分裂病において際立ってあらわになる社会性である。

分裂病の場合、そもそも人間が存在することとほとんど同義語のような社会性が問題である。つねに自己と他者という関係そのものを成り立たせる間主観的な微妙な人間関係にこそ問題があり、また潜在的可能性として言語のほころびの危険のあることが示すようなコミュニケーションこそ問題である。そのことは昔から症状学として記載されてきた。

もちろんこの社会性にも発達史があって、最初は重要な成人たちと過ごすことによって、やがて言葉を獲得して飛躍的に世間に向かって発展し、ついで同年輩同世代の人々と過ごすことによって仲間の中に自分をおく。こうして青年期前期あたりまでに基盤を完成させる、そういう社会性、社会力のように思える。

もちろん、これに類したことをいっている人はこれまでにもある。『今村新吉論文集』[1]をみるとブロンデルというフランスの心理学者が分裂病の基礎障害を「社会的本能の欠陥」といった、という紹介が出ている。今村自身そのことを敷衍している。

しかし、私見によれば、なにも社会力・社会性と銘打たなくとも、今世紀初頭からつい先日まで、われわれの仲間である内外の精神病理学者が分裂病の心理（心理学的病理）について工夫に工夫をこらして表現しようと努めてきた論議は、すべて他でもなく、人間の社会力の障害の微妙な側面に焦点を当てたもの、と考えることができる。二、三を挙げるだけに止めるが、現実機能（ジャネ）しかり、現実との生ける接触（ミンコフスキー）しかり、人と人の間（木村敏）しかり、共鳴性（小出浩之）しかりである。

ところで近い将来生物学的精神医学者も、ただいま盛んな神経伝達物質やレセプターや免疫の研究がうまくいって一段落したら、脳研究のレベルをもう一段高級にして、人間の「社会行動」についての研究に力を割いてくれる時代がくるかもしれない。社会力はいうまでもなく心理現象であり、かつ社会の中で成長発展していく機能であるが、当然遺伝的・素質的基底をもち、かつ脳にもその基盤が形成されて初めて、それが年齢に応じての心理的・社会的発達をとげさせる。そうと考えれば[10]、その解明には生物学の力量も借りないわけにはいかない。

今のところ、社会性という言葉を使ってそのあたりに近いことを論じている生物学的精神医学者は、私の知る限りでは倉知正佳氏[14]である。富山の精神病理・精神療法学会で特別講演をされたから、ご記憶の方も少なくないと思う。この人は画像診断からドパミンまで幅広く手がける生物学的精神医学者であるが、生物学派としては珍しく、早くから精神病理学の概念や業績を取り入れながら研究を展開してきた。たとえば、分裂病では脳器質性精神障害と違って病人の主観体験の中に「他者」が侵入することに注目する、といった具合である。

それだけに、次のような彼の表現を見逃すべきでない。「幻聴や自我障害は適切に組み込まれなかった社会性が未加工の形で意識上に逸脱したようにみえる。社会性回路は自他の枠組みを含む社会性の維持にあり、ドパミン神経はそれを側面から調節しているのかもしれない」。

社会性・社会力という見方から臨床家が得る利点は、社会復帰に際して難渋するタイプの病院内寛解型分裂病のケアだけではない。病人の社会復帰について、生物学派に比し研究においても実践においても総じて熱心でなかった精神病理学派が一層の関心をもつ契機になれば、願ってもないことである。実際うつ病にしても強迫症にしても、薬物療法だけですむケースの数はそんなに多くなく、逆に、中学生の登校拒否から三〇代の「社会的ひきこもり症」におよぶ人々の社会力の発達には心理療法だけで不十分なことは、臨床家のよく知るところである。

5 向精神薬の臨床効果

「と」のところに何かを置いて、精神医学の臨床という土俵の中で生物学派と非生物学派との対話を可能にする。「社会力」はその一つの例にすぎない。たとえば「薬物療法の臨床効果」というテーマをおくこともできる、と思う。

なぜなら、薬物の脳における作用については、たとえば単純にレセプターの問題に尽きるとする考え方が生物学的精神医学の立場の人の常識になっているように私には思えるが、心理学的精神医学あるいは精神病理学からすれば違った考え方も提出できるのでないか。そういう考えを示すことは薬物療法論を重層的にするであろう。

たとえば、抗精神病薬（抗幻覚剤）は脳の局所に作用することによってその局所に局在するマイナス条件を補填ないし正常化し、それが幻覚出現の条件を消滅させる。そういう考え方に加えて、作用は局所であっても、全体的な精神的エネルギー水準の向上という結果を介して、その人の現実検討力を高め、それが幻覚という非現実的心理現象を無効にする、と考えることも十分できるだろう。

これは、このごろ流行らないが、ついこのあいだまでジャネ、エイなどフランスの精神病理学者によっていわれた心理的エネルギー（force psychologique）を援用しての考え方である。脳の神経心理学（大脳病理学）には昔から全体論と局所論があり、今日の脳研究は、多分客観性を重視するからであろう、局所論を当然としているように思えるが、同時に心理的エネルギーを論じることの許される、より全体論的な（そういってよければ精神医学的な、つまり人格とか社会適応を視野に入れた）仮説も少しはあってほしい。

ついでにいうと、エイは諸症状の間には一種の階層的秩序があるという見方をしていた。この見方は、ときと場合によって、臨床に有用であった[11]。ある症状が消失した後にはどういう症状が出現する可能性が高いか、を想定できるからである。臨床家の作業は精神状態を記録し、薬物を投与し、経過を予測しつつ、治療法を修正する。今の症状が次の段階ではどういう症状に変化する可能性をもっているか、を予測することは重要である。それに役立つ記述力はＤＳＭの症状論には期待できない。経過予測に関係しない記述は精密であっても無力な感じを与える。患者を診察し治療することに役立つ「もう一つの記述」があってもよい。

ＤＳＭにはこういう理論臭の強い発想が禁じられているが、生物学派との接近を考えるとき、今一度心理的緊張とか心理的エネルギー水準といった生物学的心理学の概念を復活させるのも決して無用ではあるまい。

6 神経症概念の再考

少し突飛に思われるかもしれないが、「神経症」を「と」のところに置くのも一法ではないか。たとえば、強迫神経症や不安神経症は精神科医にとって今日ひとまずは薬物療法の対象である。一昔前と違って、今日の臨床医なら神経症の一部について薬物の効果を疑う人はないだろう。作用機序については、上記したような局所論で考えるにしろ全体論で考えるにしろ。

しかし、薬物だけで治療のすべてがすまないこともまた、臨床医ならよく知っている。薬物療法を織り込んだ心理的・社会的治療ストラテジーが不可欠である。たとえば、強迫神経症には追加的に、あるいはできれば同時に、なんらかの精神療法（認知療法、行動療法など）が必要である。

こうなると、今日の神経症には生物学的精神医学派との対話のテーマになる資格が十分にあり、心理学的精神医学はＤＳＭが消してしまって以来忘れられつつある神経症を改めて問題にしないわけにいかないだろう。

周知のように、神経症の含意には「程度が軽い」「心理的原因がある」「心理療法に反応する」「社会適応上未成熟な面がある」「欺瞞性が否定しきれない」などなどがあり、その多義性のゆえにＤＳＭがこの概念を採用しなかったことが知られている。

もっとも、このうち精神病に対しての「軽症」という意味で神経症概念を使うのなら、生物派も心理派も同意しやすいだろう。たとえば、このあとのアキスカル氏の講演に出てくるであろう soft bipolar syndrome は両極型気分障害の軽症型のことであって、その意味で広義の神経症の一つ、として広く使うこともできよう。

ちなみに単極型気分障害に軽症型の存在することは日本の精神科医にもはや十分認知されたと思う。が、これからは、いってみればもう一つ輪を掛けた「軽々症型」が精神医学のレパートリーになってくる気がする。顕著な精神症状をほとんどもたず、循環性あるいは相性の経過のみが目印になるような、それでいて心理療法よりは薬物療法が著効を呈するような準健康状態のことである。健康人との落差の少ない気分障害は練達の精神科医にさえ誤診されやすく、正常範囲内の現象とみなされ、カウンセリングのみで延々と扱われつづける危険がある。

しかし軽症以外の目印「心理原因」「心理療法反応性」「社会的未熟」「欺瞞性」となると、生物学派と心理学派との間で意見が別れることとだろう。上記のアキスカル氏はすぐれた臨床家で決して単純な生物学派ではないが、Dysthymia の提唱者の一人として、はやくから単純な心因論に異を唱える。最近もハイケル氏との共著(3)で、Dysthymia の長期経過を追うと、薬物療法と、うつ病の対人関係の特徴に留意した臨床的ケアとでもって、十分によい結果をもたらすことができる、といっている。

心理学派の中でも「心因」「未熟性」「欺瞞性」の判断となると相当に違うだろう。そういうバラツキを少なくしていくのが、神経症の経過研究も含めて、心理学的精神医学の今後のテーマであろうか。その際境界型をはじめ、よくできたＤＳＭのパーソナリティ障害論を第二軸として活用することで相当に整理できるのでないか。

しかし、純粋に心理学的次元で演じられる、つまり脳を巻き込むことの少ない神経症状態が厳然としてある。気分障害についても、心理的葛藤に由来する病的うつ状態で、かつ一時的な反応におわらず延々と続く場合が、そんなに多くはないが、一定数ある。「抑うつ神経症」という名称はまだ抹消するわけにいかないだろう。

その際、年代というか年齢というか、それを加味しないと議論が散漫になる危険がある、と私は思う。私は今も二〇歳代後半の女性の（とくに高学歴の）Dysthymiaに特徴があると思っている。[7] アキスカル氏のかつての論文中にもどういうわけか、二一歳以上という項目があったと記憶する。

そして、二〇歳代の抑うつ神経症と内因性のうつ病との鑑別、という古くして新しい問題も依然として控えていると思う。その際、「心理的主観的抑制感（おっくうさ）」「喜びの消失」「睡眠障害」「性欲減退」「体重減少」などを指標としてもう少し重視すれば、生物学派との対話に備えることができるのでないか。たとえば「おっくうさ」も単に抑制症状の一つとだけみないで、アンヘドニア（快感減退）の一種と考えれば、脳の症状としても心の症状としてもアプローチできる。

なお、薬物療法だけですみそうな不安神経症と、そうでない神経症とを区別するための診断学も、近い将来心理学的精神医学諸派に期待したい今日的な問題である。

7　離人症状のこと

「神経症」を生物学派との対話の素材にしようとする以上、その前に心理学的精神医学として詰めておくべき仕事がいくつかある。それは記述的な仕事である。精神的なものの記述は、いつの時代にも心理学的精神医学のもっとも大事な仕事であろう。

薬物療法の対象として強迫神経症、不安神経症に続いて次に出て来るのは離人症ではないか、という気がする。が、離人症という概念がＤＳＭ－Ⅲ以来ゆらいでいる。それはＤＳＭの解離性障害の項目中にある離人症と、われわれの伝統的教科書に今も掲載されてある神経症の一形態としての離人症との関係をどう考えるかという点であろう。

例を挙げると、ＤＳＭの離人症は典型的にはリスト・カットの際にみられる。「身体が生きている感じがないので、切ってみたら血が出た」という陳述が異口同音にいわれる。客観的にみていても、リストを切るとき痛みをまったくか、ほとんど感じない。しかし、この離人症は長続きせず、かつこちらが指摘しないことには本人に認知されない特徴がある(12)。

われわれがヨーロッパ医学から学んだ離人症は、その内省過多がよく指摘されるように、ほんのちょっと残っていても苦痛を感じないではおれないところの、いわゆる自我異質な症状で、かつ長く続き、容易に消えない。

前者のＤＳＭの離人症はヒステリー性で、後者のヨーロッパ型の離人症は精神衰弱的とでもいうべきであろうか。あるいは純心理次元の症状と、多少とも脳を考慮に入れざるをえない内因性の症状との差をここにみるべきか。

もっとも、ＤＳＭの離人症をしばしば断続的に呈していた解離障害の若い婦人が、少しよくなってくると、現実感喪失（derealization）が持続的にあって苦しい、ということもあるから、両者がまったく無縁であると断じることもできない。

ヨーロッパ的離人症について熱心に研究した歴史をもつ日本の精神病理学は、二つの離人症の区別を明確にできる資格がある。境界例論の古典となったドイッチュの論文(2)の注に両者の類似を指摘する短い言葉があったと記憶するが、それ以後の人には筆者の知る限り両者の関係についての指摘がない。

最近日本でヨーロッパ型の離人症が減ったという印象を多くの臨床家から聞く。しかし、今日でも、一定数は確実に青年の中に発生している。かりに、離人症の形態がヨーロッパ型からＤＳＭ型に形態変遷したというなら、それはなぜかを問うのも社会文化的に興味のある問題である。

8　スプリットについて

記述的に臨床概念をできるだけ共通にする努力の一つとして、最近話題になる解離障害の際の語概念も検討の対象になってよいのではないか。古典的な二重人格に典型的にみられる dissociation と、最近の境界例論・自己愛論が導入した split くらいは分けておいた方が議論しやすいのでないか。かつてドイツ圏でいわれた継時的二重人格と同時的二重人格との関係はどうか。このあたりは精神分析学会の考え方などを参照しながら整理しなければなるまい。

この区別には、私はかねてからコフートの水平スプリット（horizontal split）と垂直スプリット（vertical split）[15]を記述概念として借用するのが便利と思い何度か紹介してきたが、最近、カプランとサドックのシノプシス[13]に目を通したところ、そこでもコフートのこの概念の有用性が指摘されていた。

それによると、人格の水平的解離である dissociation では人格中の「記憶（memory）と意識（consciousness）」が解離されるのに対し、垂直的解離である split では「不安耐性（anxiety tolerance）と衝動制御（impulse control）」が解離される、と述べられていた。これが私がみた文献上一番使いやすい記述的区別と思える。

重症度としては dissociation の方が重く、多分それだけ生物学的精神医学者にも関心をもってもらえるだろう。それに比べると split はかなり純粋に心理次元の出来事でないか。ただ、気分障害（まれに器質性障害）の軽症型ではその発作性と反復性において split との関係を無視できない場合があると思う。

なお、私はかねてから一見正常範囲にも、ごくマイルドな split のあることに注意を促してきたが、今日青年のみならず中年にも、それがますます多くみられるように思える。俗に「切れる」といわれる平素にない衝動行為の中に、軽度でも人格スプリットによる「不安耐性と衝動制御」の解離をみることが有用な場合がある。たいてい、演劇的性格よりは（類）強迫性格を背景としているのが特徴のように思える[6][8]。たとえば、一見ありきたりの衝動行動とみえる現象を、いつものAさんにしてAさんにあらざるA´状態が短時間出現したとみる。つまり「不安耐性と衝動制御」の split であることに気付き、その認識を患者と共有することができれば、治療上かなり有用という印象をもっている。軽症段階の診断が治療にもつながる一つのケースと思われる。

9　おわりに

最後に、両派の交流といえば今まで生物学派がわれわれ心理学派に声をかけてくれることが多く、私自身もなんどか呼ばれたことがある[16][17]。今後われわれの方も生物学派の面々を呼んで話を聞いたり討論したりすることができないか。若い人々にお願いしたい。

文献

（1）今村新吉「精神分離症の心理学的説明原理と社会的本能理論」精神病理学論稿、三六―五七頁、弘文社、東京、一九四八年（復刻版「今村新吉論文集」、創造出版、東京、一九七五年）。
（2）Deutsch, H.: Some forms of emotional disturbance and their relationship to schizophrenia. *Psychoanal. Quart.*, 11: 301-321, 1942.
（3）Haykel, R. F. and Akiskal, H. S.: The long-term outcome of Dysthymia in private practice. *J. Clin. Psychiatry*. 60: 508-518, 1999.
（4）笠原嘉『精神科医のノート』六七―八四頁、みすず書房、東京、一九七六年。
（5）笠原嘉「精神科医という職業」『新・精神科医のノート』一二〇―一二二頁、みすず書房、東京、一九九七年。
（6）笠原嘉「再びスプリッティングについて」村上靖彦編『境界例の精神病理』一―六頁、弘文堂、東京、一九八八年（笠原嘉『外来精神医学から』六七―八四頁、みすず書房、東京、一九九一年に収載）。
（7）笠原嘉「二十歳台のうつ状態――いわゆる葛藤反応型うつ病をめぐって」『躁鬱病の精神病理』第五巻、二二五―二四八頁、弘文堂、東京、一九八九年（笠原嘉『外来精神医学から』四一―六六頁、みすず書房、東京、一九九一年に収載）。
（8）笠原嘉「スチューデント・アパシー」『新・精神科医のノート』七七―八〇頁、みすず書房、東京、一九九七年。
（9）笠原嘉「分裂病患者にとっての「社会性」」精神経誌、九六巻、九八三―九八九頁、一九九四年（本書一三一―一四三頁所収）。
（10）笠原嘉『精神病』（岩波新書）一九七―二〇二頁、岩波書店、東京、一九九八年。
（11）笠原嘉、西岡和郎「精神症状の把握」『臨床精神医学講座16　精神医学的診断法と検査法』三一―七一頁、中山書店、東京、一九九九年。
（12）笠原嘉「リストカット」『新・精神科医のノート』四三頁、みすず書房、東京、一九九七年。
（13）Kaplan, H. I., Sadock, B. T., Grebb, J. (eds.): *Kaplan and Sadock's Synopsis of Psychiatry* 7th ed. pp.638, Williams & Wilkins, Baltimore, 1994.
（14）倉知正佳「分裂病の認知・症状・脳画像と発病予防のストラテジー」臨床精神病理、一九巻、三―一八頁、一九九八年。
（15）Kohut『自己の分析』（水野信義、笠原嘉監訳）一六九頁、みすず書房、東京、一九九三年。
（16）中沢欣哉・野村総一郎編「抗精神病薬」（学会センター、一九九四年）座談会。一三九―一六八頁。

(17)　野村総一郎・中沢欣哉編「不安とうつの生物学」(学会センター、一九九五年)座談会。一五一―一七七頁。

精神病理学と人間研究（二〇〇七）
——学会名に「精神療法」の復活を祝して——

1　精神医学の二つの極

私は大学を去って以来八年、街角の小さなメンタル・クリニックで開業医のまね事をしてきた。乏しいながら今まで蓄えてきた知識を目前に座る一人一人にどこまで実用的に応用できるか、その一点に腐心してきたので、この間にかつてやった人間学は忘れてしまった。

それに時代が変わって、ヤスパースやシュナイダーやエイに拠った欧州風の精神医学から米国風の、それもDSM的な精神医学に変遷し、認知機能に重点が移り、「人間」というようなロマン的全体に焦点を合わせる視線がなくなってしまった。昔からいわれるように、精神医学には宿命的に二極があって、一方には神経学的・理知的なそれが、他方にはロマン的・人間学的なそれがあり、時代によって二極の間を振子運動をしている。とすれば、今は流れが神経学寄りにあるのであろう。いやもっと進んで公衆衛生学寄り、と表現してもよいかもしれない。

たしかに研究面ではそうであって、それは今までになかった進歩と評価できると思うのだが、しかし診察室でみるとその感触はちょっと違う。診察では、精神科である以上、感情的・人間的視点が不可欠で、この一面も当然、研究の対象となってしかるべきと思う。また振子が逆に振って、人間学に日の当たる時代がくる可能性も否定できない。

この機会に診察者として私のした平凡な軌跡を振り返ってみよう。今から思うと「人間研究」という表現でも十分だったと思えるのに、当時は「人間学」といっていた。主としてドイツ語圏の現象学的精神病理学の影響である。現象学というのは、生物学研究でいうと生化学や生理学に相当するところのまさに基礎研究であった。

2　かつての私のささやかな人間学研究の時代

私が一九五三年に入局した精神科は、大学病院にしては恵まれた広い立地に二〇床ほどの小病棟が数個点在する欧州の精神科病院スタイルを真似たもので、入院患者のかなりの部分が統合失調症の人であった。薬物療法以前の病院には独特の静けさがあり、今日の忙しさとはずいぶん違う。ちょっと世間離れした雰囲気だったからであろうか、当時の教授からいただいた「分裂病の心因性の検討、分裂病への精神療法の可能性」というテーマをそんなに違和感なく受入れ、盲蛇におじず、文献を集め、症例を選び、手探りの努力をした。当時でもそうだったし、今なら一層ドンキホーテ的に思われそうなテーマであるが、注意していただきたいことは薬物療法以前の、インスリンショック療法時代だったことである

（作業療法は私たちの教室ではどういうわけかやっていなかった）。統合失調症にも何とか治療のルートを開きたいという切望があった。精神療法を研究することを助けて下さる先輩や同僚に恵まれたよい研修時代だった。面白いことに、そういうとき、とりわけて心因性の顕著な症例が集まってきた。

ありがたいことに、私たちが精神療法の研究をはじめるのとほとんど同時に精神病への薬物療法が始まり、そのおかげで患者諸氏が自閉を少し脱して、重い口を開き、心のうちを言葉にしてくれるようになった。それまで記述することがなかったカルテが厚くなっていった。実際、薬物が精神療法や社会復帰療法を容易にしていく様を目の当たりにした。今でも薬物療法を精神疾患全体に対して重視するのはそのときの経験からかもしれない。

現在と違って、表情も姿勢もかたく、言葉も少なく、常識的了解の手の届きにくい世界に住む彼らに近付くには、精神分析学とか人間学が一見頼りになるように思えた。当時、正統派の精神分析家は精神病を取り扱わなかった。転移が成り立たないから、という理由からだった。しかし、米国ではローゼン、サリヴァン、欧州ではフェーデルン、ベネデッティといった必ずしも正統派といえない分析家が統合失調症の精神療法を論じていた。その他、コメデイカルの女性、たとえば看護師のシュビング、ケースワーカーのセシュエなどの一例報告があり、ともに邦訳されて読者を得ていた。思うに、この主題は精神医学の辺境にいる人たちの関心事だったのであろう。それはまた、日本の精神病研究の世界に了解学がささやかな花をつけた最初の時期ではなかったか、と思われる。

もう一つはヨーロッパ由来の人間学的精神病理学であるが、その総説的紹介はすでに村上仁によってみすず書房発刊の『異常心理学講座』（一九五四年）のなかでなされていた。今読んでも読み応えのある好著と思う（村上仁『精神病理学論集１』みすず書房、一九七一、三四九―四〇〇頁に再録）。元来は「哲学的人間学派の精神病理学」と題して「哲学研究」誌に書かれたものらしいが、一九五〇年のこの頃になると「もう哲学的という言葉を削除してもよいだろう」と付記にある。

ついでにいうと村上仁訳・ミンコウスキー『精神分裂病』と、新海安彦・宮本忠雄・木村敏訳、ビンスワンガー『精神分裂病1・2』も人間学がなぜ必要かを知るのに好著だと思う。ともにみすず書房の書物だが、この出版社は精神病理学というパッとしない小分野に早くから関心を示してくれた。西丸四方先生の仲介だと先生ご自身から伺ったことがあるが、小尾俊人、吉田欣子のお二人の編集者には私も随分お世話になった。

みすず書房の異常心理学講座はその後二度か三度新しく編集しなおされて、最後は一九九〇年の版だった。このころになると、米国の新潮流が支配的になった。ただ、よく似た精神病理学の講座として『岩波講座　精神の科学』（全一一巻、一九八三）が編まれたのは記憶されてよいと思う。編集者は大塚信一。天下国家を論じることの多かったこの書店がこういう叢書を編まれることに正直ちょっと驚いた。なお、これは折から台頭してきた教育学部出身のカウンセリング心理学あるいは臨床心理学の人との共著である。

私たちの時代の人間学的精神病理学は、ふりかえると、私より三級下だったが入局当時から哲学に造詣の深かった木村敏氏によって先導された。専門の哲学者を招いてハイデガーの *Sein und Zeit* の輪読の場を作ってくれたのも彼である。哲学者というのはこういうふうに「行間を読む」のかと感心させられた。私も釣られて、ちょっとした人間学的論文を書いた。そのなかで今からみて多少意味があると思うのは「出立と合体」という人間的概念を提出した「精神医学における人間学の方法」（一九六八、本書五一頁）くらいであろうか。四〇歳で書いた鼻持ちならぬ文章だが、折角の機会なので要約してみる。

3　出立と合体

個人の人生には、全体としてみると、特徴的な人間学的意味方向がある。たとえば冒険家の人生、地味な働き者の人生、引っ込み思案な人の人生といった具合に。統合失調症と躁うつ病を対比すると、それぞれが固有の人間学的意味方向をもっていて、病気もまたその方向上で（原因の如何にかかわらず）出現する挫折とみることができるのではないか。少年期・少女期以降の生活史、性格、家族との関係、発病前の緊張、発病契機、発病後の行動軌跡などを貫いて眺めると、一つの意味方向が浮かんでくる。

統合失調症の人はすでに、その発病のはるか以前から、たとえば家庭に対してであれ、所属集団に対してであれ、また世間一般に対してであれ、文明そのものに対してであれ、とにかく現に関与しつつある世界につねになかば否定的に対し、そこに内在する既存の秩序や既成の価値志向から超越的に脱却し、つねに「個」としてひとり、どこかへ「出立」しようとする働きの中に不断に身を置いている。もちろんそれは外なる世界へ文字通り家出的に脱出することとは限らず、内なる自己への日常的・平均的なかかわりからの自己否定的な脱出もまた、当然そこに含まれる。

このように「個」として出立する者がその世界で出会うのは「個」としての他者、いいかえれば誰彼なしの代替可能な多数者の一人としての他者ではなく、かけがえのなさをもつ「誰」としての他者である。

そういう他者への関係は「信頼か不信」の二者択一になる。こういう対人関係のもつ不安定さは「接近の不安」と「離間の不安」から脱却できない点にある。いいかえれば、他者への「距離」についての鋭敏な感覚であり、ひっきょう、その座標軸は「遠さと近さ」という水平軸である。

これに対し、躁うつ病の人のそれは「合体」的な意味方向とされた。つまり自分の置かれた世界のうちにつねになんらかの意味で原点を見い出し、そこへと合体的に志向するのをつねとする。彼らは家や集団や文化や思想に内在する秩序や原理に本来親和的であり、ほとんど抵抗なしに、そのような集団精神の具現者として、あるいは忠実な一員として機能する。というより、その中心そのものと一体化する動きのなかに不断に自分を置いている。こういう人間関係では「所有」という仕方が優先され、そして、その軸をなすのは「遠近」ではなく「軽重」である。

浅薄かもしれないが、私の解釈では現象学的・人間学的見方というのは事象そのものを成り立たせている「構造的以前」を言葉でとらえ語らしめるところに特徴がある。事象の「底」に「そのつどすでに(je schon)」存在する次元を問題にする。理解の便のために対比を持ち出すと深層心理学は「時間的以前」をさぐる。

一例を挙げると、昨今のPTSDの事例に対してその淵源を幼児期の同種の体験に求める深層心理学の好みと対比できるか。しかし、深層心理学といってもフロイトやラカンとなると、時間的以前であると同時に構造的以前でもある(岩波講座『精神の科学』一巻、概説)。

「出立と合体」論を今でも私が多少気に入っているのは、よくあるように、健康と病気とを比較して病気は健康に比して何々が「欠如」するという言い方をするのでなく、病気の代表である二大精神病を比較して互いを特徴づける言葉を(ネガティブでもポジティブでもなしに)発見しようとしたことである。

もう一つは、隠れた意図だったのだが「臨床の役に立ちたい」という私の元来の悲願をそれなりに達成できたことである。つまり、この「出立と合体」は統合失調症とも躁うつ病とも診断しにくいケースについて鑑別の役に立つ。同じ緊張病でも、同じ妄想病でも、合体的であればそのつもりで、出立的であればその覚悟をして付きあわねばならない。とくに「出立」は、今日の外来精神科臨床でもっともしばしば出会うシゾイド系の人に対する基本的理解のために必要であろうと思う。

4　臨床に役立つ（?）研究をしたい

私はまだ右も左もわからぬ入局当時から、病人の役に立つ研究をしたい、と密かに思っていた。これは私の育った環境（関西の実利を重んじる風土など）の影響と思う。最初に書いた論文は「分裂病者とのコンタクトについて――心理療法の経験から」（一九六二）というもので、これなどまったく実用本位のものだった。コンタクトなどという言葉が使えたのは、当時の統合失調者と会話するのは今では想像するのが困難なほど大変だったからである。研究室からＬＳＤまで借りて、彼らの緘黙を破ろうとした。女性看護師シュビングは緘黙をつづける緊張病の患者のそばに毎日座っていた。そうするのには、彼らの生きる世界がどういうものか、大まかにでも知っている要があった。それにはビンスワンガーの大著『精神分裂病』二巻中の五例の症例報告などは大いに参考になった。

今は、コンタクトがつきにくいケースなどというのはめったにない。少し薬を使えばラポールがつく。有難いことだ。ときにはとても愛想のよい統合失調症に出会うことさえある。こういう時代には、臨床家も人間学に関心を失うのはむしろ当然であろう。軽症化のマイナス面である。

このことからも明らかなように、われわれの精神療法は教育畑から始まった臨床心理学的カウンセリングとは出自をことにする（もっとも、同じカウンセリングでもユング心理学をいう人たちのそれとは一脈通じるところがある。いうまでもなく、ユングは統合失調症に早くから、そして長くかかわった人である）。ものいわぬ統合失調症の精神療法から出発し、薬物療法、ＳＳＴをはじめ何でも役にたつものは取り入れ、彼らとわれわれとのコンタクトを深め、その線上に社会生活への「彼らなりの」参加を達成する。この「彼らなりの」は大事で、我田引水を許していただくなら、「出立」的な生き方をすることであって、決して「合体」的な生き方を真似ることではないだろう。

この精神療法はこの学会で研究・教育するよりほかないであろう。このごろ若い精神科医のなかには精神療法を学ぶために臨床心理学会に入る人があるらしい。大学に精神療法を教えてくれる人がいないからだ、という。

たしかに大学の教育学部臨床心理学教室の紀要をみていると随分しっかりしたケース研究が並んでいて、その実力には端倪《たんげい》すべからざるものがあると思う。しかしそこには精神病の研究がない。せいぜい境界例であろう。精神病を相手取らない精神療法は精神科医療に合わない。そういう意味で、精神病理学会に精神療法の名が戻ったことに感謝したい。今後は、臨床心理士の側に精神科医への抵抗感・嫌悪感がなくなれば、彼らとのコラボレーションについて当学会も一肌脱ぐ時期がくるだろう。

５　その場その場のテーマを「もう一つ」選ぶ

私は昔から、転勤して新しい職場を与えられると、今までのテーマを傍らに置き、新しい職場で見いだされる特徴的な主題を一つ選び、それへと力を向けるクセ（?）があった。一つのことに執着して深く掘り続けることが苦手という性格も関係しているだろうが、意識としては、一芸に通じるよりも広い視野をもちたいという意図による。

人間学の上記の論文を書いてまもなく、同じ大学の保健管理センターに転任した。これは大学医学部の敷地の末端にあった精神科病棟から大学本部の象徴的な時計台の真下への転勤であって、新鮮だった。大学の保健管理センターに移ると、診察室で出会う人が一変した。ごく普通の人（学生）が主になった。そして同じ神経症にしても、一度か二度面接するだけで後は自分でやってみるという人が少なからずいた。折からの学園紛争を背景にして、青年の心理について少々考える機会を与えられ、これが後に『青年期――精神病理学から』（一九七七）という新書版の小冊子になった。この書物は、ありがたいことに、読者をえて二〇〇三年までに三一版を重ねることができた。

これを青年論の総論とすれば、各論としてスチューデントアパシーという〝準〟神経症を一つの単位として記述しようと試みた。知能の高い高学歴男性に理由なく生じる独特の社会的退却である。そして名称として「退却神経症」と称することを提唱した。これは今日の「社会的ひきこもり」論の先がけである。今日の「ひきこもり」は必ずしも高学歴青年と限らない。女性にも生じる。むしろ、その中核部分は逃避型うつ病（広瀬徹也）に近い。しかし、基本的にアイデンティティの見つけにくい青年期に、予測される敗北を前もって逃れる退却症が今でもいることはたしかである。そして一番困るのは、たとえば斎藤環氏のような現代の精力的な精神療法家を以てしても、治療に風穴を開けられないことである。

その後、大学を京都から名古屋に移り、その上管理職につくようになって、重症の入院患者の主治医をつづけることが無理になった。そこで、もっぱら外来患者の研究を主にするようになり、その結果、軽症うつ病、視線恐怖・体臭恐怖などの重症対人恐怖症、外来統合失調症、境界型性格障害などの臨床研究が生まれた。

どの研究にも人間学の影が残る。たとえば、われわれのうつ病分類は病前性格を重要なファクターとして扱う。発病に前駆するストレス（発病契機）さえ「合体」的な生き方と性格を抜きにしては考えられない。執着性格、メランコリー親和型性格は心的疲労を呼び込みやすい。二〇世紀前半の日本が生んだ輪郭の割合はっきりした性格型だったのでないか。少し疲れると、この性格型の持ち主は強迫的に仕事をする。そして同時に「楽しむ力」を失う。

面白いことに、二〇世紀末に近づくにつれ、これまでほどには執着性格がうつ病の病前性格である印象が診察室ではうすれた。むしろ循環型性格（クレッチマー）が介入する度合が増えているという印象を多くの人が語る。また不安障害などもコモビディティとして同時に出現する（ちなみに不安障害は一九八〇年以降のＤＳＭの寄与をみとめてよい領分だと思う）。

日本の境界型障害は必ずしもＤＳＭのいうパーソナリティ障害をもとにするかどうか、もう少し検討を要するように思う。我田引水を恥じずにいえば、合体的な境界例もあるだろうし、出立的なそれもいるだろう。

6　健康保険制度下での外来診療

ここ十年は、先にも述べたように街角の精神クリニックが職場で、例によってこのクリニックでしかできないことをテーマにしてきた。それは、健康保険下でできるだけ平等に関心をむける治療が果たしてどこまで可能か、という設問に発している。もはや今まで大学や大病院でやってきたように選択的に興味深い人だけを診る仕方を捨てる。しかし、診察室での面接は（今までにいささかの研鑽を積んできた）

一対一の古典的な面接を踏襲する。薬物療法は可能な限り利用する。というより、むしろ自分流の外来用薬物療法を積極的に考案する。集団療法やデイケアや認知行動療法もあってもよいのだが、これらは自分に経験がないのでやっていない。

手抜きにならぬように注意し、実際には一人あたり（最高）一五分程度の面接とする。ただし、その間に精神療法としての起承転結をつける努力をおこたらない。一回の時間は短い代わりに、その欠陥は頻回の診察で埋める。たとえば、急性期には三日おきの面接も辞さない。よほど病状が安定しない限り二週に一度、四週に一度の診察にしない。

薬物療法は単なる付け足しではない。今日、外来医はほとんどの人に薬物を処方することを考えれば、そのウエイトはわかるだろう。しかし、どういうふうに処方するかは医師の裁量である。副作用の予防も含めて、工夫が要る。薬物は臨床医が使ってはじめて役に立ち、それを研究者にフィードバックすることで進歩する。

最後にもう一つ、長く診るのも外来開業医の要領であろうか。二、三年はうつ病でも当然と考え、その対処を最初から予想する。この十数年、軽症うつ病の「慢性期の小精神療法」について、細かすぎるかと自分でも思うほど、手を入れてきたのもその気持ちからである。クリニックをやりだしてから知ったことだが、二、三年という時間をかけると、人格障害と名の付く若い人の病像にも成長という要因のもたらすプラスが働いてであろうか、想像以上によくなる。とくに男子のひきこもり青年に対しては、治療のベースに一対一の医師患者関係をおくべきでないが、成長成熟という、力動精神医学的概念はDSM以来不当に力を失っている。かつては成熟概念を考慮しない治療をする精神科医は考えにくかった。もっとも、時間が長くかかると経済的な不利をこうむる人が出てくるので、公費負担制度などを活用するのを助ける。

平均一回一五分でなんとか可能なのは、多分、今日の精神症状自体の軽症化があずかって小さくないからかもしれない。統合失調症も、ときに精神科病院への短期の入院をお願いするとしても、外来（デイケアを含む）でだいたいいける。若い女性の境界例も、その研究の初期にいわれたよりは今日軽症化したように思える。

結局、クリニックでの経験が私に見いださせたのは精神科医のもつ「常識」への再評価である。「薬物療法をベースにした」「接客力のある常識的面接術」といってもよいと思う。これまで精神病理を強調していた自分が常識心理学を重視するようになった変身に自分でもちょっと驚いている。

7　過剰な「了解」を慎み過剰な「説明」を警戒する

「了解」とか「説明」というのは、ドイツのヤスパースの『精神病理学総論』（初版は一九一三）に出てくる、精神病理学にとっての基本概念であった。精神病理学が学としての体裁を整える時代の、哲学に造詣の深かった彼ならではの労作である。ヤスパースの総論は内村・岡田・島崎・西丸によって翻訳され、一時は精神科医の座右の書として揺るぎない位置を占めていた。以後百年、そしてＤＳＭ以来三〇年、了解と説明は消えてしまったかにみえるが、それでよいのであろうか。最近も諏訪望がこれについて論じていた。

以上のように外来精神医学をやるようになってから、私は「常識」を重視し病人の「健康な部分」に働きかける面接術を重要と考えるようになったのだが、実をいうとそうなればなったで、よけいに了解とか説明に敏感になっている。常識に軸足をおくほどヤスパースがいった「了解はすぐに行き詰まる」という標語を自戒としなければならないと思うようになった。

誰でもがかかる風邪のようなもの、といわれる軽症うつ病を例にとると、その主観症状たる不安感、抑制感、抑うつ感は容易に了解できそうに見え、実はそうではない。焦燥感などがよい例であろう。イライラという言葉を病人が使うからといって、これを普通人のイライラと解してはうつ病性の焦燥感がもつ自己否定性・寂寥感・依存心を含んだ複雑さは捕らえられない。朝に悪く夕によくなる抑制感も内因性うつ病の生体リズム障害の一表現と知らないと、過剰な心理的了解にいたりやすい。しかし、逆に今日の臨床家は、とくに精神薬理学者によって教育された人は、うつ病の脳過程について生化学的説明概念を使って微に入り細を穿って「過剰な説明」を行う危険を前にしている。病人の方もその方面に知識をもっていると、面接は奇妙な説明レベルの応酬のみになって終わる危険がある。

それよりも、少し大胆に全体的視点に立って「心理的エネルギー水準の低下と回復」を仮定して直観的・全体的な臨床評価を先行してはどうだろうか。なぜなら、診察室で診察者がまずおこなうのは依然として今日も、入室時退室時の病人のその都度の印象診断であり、ついで彼らの陳述の変化を補助的に参考にするのであって、決して脳内機構や認知機能の推測ではないだろうからである。この作法は昔も今も変わらない。精神療法であれ薬物療法であれ、あるいはSSTによってであれ、好転するときはいつでも心的エネルギー水準の向上という事態を伴っていると考えるなら、ことは比較的簡単にならないか。

似たことだが、脳器質性精神障害と心因性精神障害との中間に大きな「内因性精神障害」という精神医学特有の領域を置くことも、精神科医以外に理解できないことのようである。今日の精神科医のなかにも、とりわけ神経科学・身体科学寄りの教育を受けた人にも受け入れにくいらしい。

少し曖昧だが、脳も心も一緒に包含できる、こういった概念を残しておかないと、うつ病は単純に脳の病気か、さもなくば心の乱れか、の両極に二分されてしまう。残念ながら今日そうなりつつあるような恐れを感じるのは私だけであろうか。

私のいう軽症うつ病は、軽いけれども内因性うつ病である。病前性格－発病契機－心理症状－身体症状－経過をセットとして診断する。私の治療は(1)薬物と(2)心理的休息と(3)時間である。薬物を使いながらする今日の経過の研究はまだ十分でないと思う。これこそ現代のEBMに期待する課題である。

そして治療目標は(1)心的エネルギー水準の回復と、それに応じた(2)社会生活への復帰と、そして性格の中にある類強迫性の軽減に応じて出現する(3)喜びの機能の回復である。

8 結語

以上、私の精神科医としてのささやかな臨床の仕事は、思った以上に人間研究の延長上にあったように思える。いいかえれば、精神科の診察室での医師患者関係は、どんな平凡な人にも、どれほど軽症の人にも、症状の背後にある「人間」を研究する場を提供してくれる。この利点を意識して、これまでの人間学ほど哲学的で硬質でなく「常識的な人間研究」くらいでよいから、診察室での考察を憶せず述べていくべきであろう。われわれの診察室が健康保険下にあって多様な病人を診なければならないという日本的事情も、考えようによっては、人間知を増やす好条件かもしれない。

文献

（1）ビンスワンガー（新海安彦・宮本忠雄・木村敏訳）『精神分裂病1・2』みすず書房、東京、一九六一年。
（2）笠原嘉「分裂病者とのコンタクトについて——心理療法の経験から」精神医学、四巻、七五—八三頁、一九六二年。笠原嘉『精神病と神経症1』に再録。三九一—四〇六頁、みすず書房、東京、一九八四年。
（3）笠原嘉「精神医学における人間学の方法」精神医学、一〇巻、五—一五頁、一九六八年。笠原嘉『精神病と神経症1』に再録。みすず書房、東京、一九八四年。（本書五一—七八頁所収）
（4）笠原嘉『青年期——精神病理学から』中公新書、中央公論社、東京、一九七七年。
（5）笠原嘉「概説」岩波講座『精神の科学1』一—八七頁、岩波書店、東京、一九八四年。
（6）笠原嘉『アパシーシンドローム』一九八四年。（岩波現代文庫 学術95として再録）岩波書店、東京、二〇〇二年。
（7）笠原嘉「診察室での軽症うつ病の臨床研究」（広瀬徹也・内海健編）『うつ病論の現在』一九九—二一二頁、星和書店、東京、二〇〇五年。
（8）村上仁「人間学派の精神病理学」『異常心理学講座』一九五四年。村上仁『精神病理学論集1』に再録。三四九—四〇〇頁、一九七一年。
（9）ミンコフスキー（村上仁訳）『精神分裂病』みすず書房、東京、一九六一年。
（10）大塚信一『理想の出版を求めて　一編集者の回想　一九六三—二〇〇三』トランスビュー、東京、二〇〇六年。

心理・社会・脳（二〇〇七）

――精神科診察室で考える――

1　精神科診察室の内なる社会

五〇年の精神科医生活をふりかえってみると、私は診察室からあまり「外へ出ない」医師であった。診察室の外へ積極的に打って出てチーム医療にたずさわる。そういう医療は自分ではやってこなかった。もっぱら診察室のなかで仕事をしてきた。

精神分析家ほど徹底してはいないが、密室に近い閉じられた世界で、心理次元を中心に精神状態を記述し、一対一の医師患者関係を大事にし、他方、薬物の使い方をいろいろ工夫し、家族にもできるだけ会い、そしてひたすら経過を追跡してきた。とくにこの一〇年やってきた精神科クリニックというところは「長期に診る」のに適した施設で、平均して二、三年は追跡している。だから私にラボがあるとしたら、それは基礎医学的な構えの研究室では決してなく、精神科の診察室そのものである。私と同時代人でも作業療法、地域医療、行動療法という道を歩まれた方も少なくないから、外へ打って出ない私の手法は私の受けた初期教育のせいというしかないが、しかし、密室の精神科診察室にもやるべき課題が今も山積していることは事実だと思う。

そういう密室的な診察室に否応なく「社会」が侵入してきて「社会」について考えざるを得なかった。とりわけこの一〇年、街角の精神科クリニックで仕事をしてみると、改めてそう思う。そもそも精神科の診察室には社会と切っても切れぬ関係がある。精神科へくる人の究極の目的は社会復帰あるいは社会参加にあるとすれば、精神科医にとって社会が基本的に大事なことはいうまでもない。

少し目を凝らせば、診察室にはいながらにして社会を考えさせる問題点がいつもごろごろしている。たとえば、IT社会が知らぬ間に精神病理情報を大衆化させて「私はうつ」だといって受診する若者を増やした。二〇年前、一般医に向けてうつ病の知識を流布して受診者を増やそうと意図したものの、雄図空しく（?）挫折したわれわれとしては啞然とする思いである。

今日の話は、精神科診察室という密室でみる社会についての序論のつもりである。六つばかりテーマが浮かんだが、紙数の関係で三つにしぼった。

2　大学生に特有の無気力（一九七一）、スチューデントアパシー（一九七二）
——今日の「社会的ひきこもり」の前駆?

最初のテーマにこれを選ぶのは、私の精神科医生活の中でもっとも鮮烈に「診察室のなかに侵入する社会」を自覚させられたのがこれだったからである。たまたま大学の学園紛争（一九六五?——九五?）たけなわの時代に保健管理センターという新設部署へ配置換えになったときだった。

保健管理センターというのは、その前身は第二次大戦後の大学生の肺結核の猖獗に対処するため臨時に作られた学内保健診療所が昭和四〇年頃にセンターに格上げされたものである。大学だから、この際、保健科学の研究がメインになったのは当然だが、結核はその頃もう下火になっていたから、それに代わるものとして学生の自殺が関心を呼び、精神科医の関与が求められた。私のいた大学でも教育学者や社会学者が主導して全学規模で「青年の自殺研究」がおこなわれたことを覚えている。

この管理センターにいた四年の間に、私はたまたま、今まで診たことのない学生の無気力現象に出会った。優秀な大学生がある時点から学業に関心を失う。講義、実験に出席しなくなる。しかし副業的なアルバイトなどでは評判のすこぶるよい学生もいた。地方出身の学生なら両親が心配してしきりに寄こす手紙を封も切らずに机の隅に重ねる。それらの事実が暗示するように、彼らは「悩まない」のである。「葛藤をもたない」のである。

ときには北海道の牧場へ、あるいは沖縄の農家へフラリとやってきて、仕事を手伝う。元来が真面目な人なので、牧場主から娘の婿になってくれと懇望され、断るのに困ったというようなエピソードもあった。

この精神病でも神経症でもない無気力症にはつけるべき診断名がなかった。もちろん治療法もわからなかった。いろいろ内外の文献をあたり、結局、退却神経症とかスチューデントアパシーと仮の名前をつけるしかなかった。

ちなみに、高学歴者の無気力現象がこの当時キャンパス内部で目立ったのは、折からの学園紛争でキャンパス全体が大揺れに揺れるという背景があったからかもしれない。教室は物理的に無残に破壊され、教授や学部長や学長といったエスタブリッシュメントは青年たちの仮想の敵にされて、機能停止におちいっていた。そういう騒然たるキャンパスの中にあって、紛争に関わらない無気力学生はある意味ではとても奇妙な目立つ存在だった。

ちょっと蛇足めくが、あの学園紛争の社会心理的意味は何だったのだろう。学園紛争を身近で経験した私の解釈では、これは青年 vs. 成人の思想的・情緒的な争いに思えてならない。多分、日本の社会の独特な資本主義的成長に合わせて、父と息子の最後の葛藤が具現したのではないか。そう思って「青年期」(一九七七)という小冊子を書いたとき、その一章に「青年 vs. 成人」を設けて自説をのべたことがある。

それにしても、あれほど激しかった紛争があんなに簡単に収まってしまったのも何故か。振り返ってそう思う。その解決に若干の苦労を余儀なくされたものの一人として不思議な気持ちがする。今までの私の解釈としては、文学評論家の三浦雅士(二〇〇一)や古屋建三(二〇〇一)のいうように、「青春」という明治以来の概念がこのころ終焉した、というのが一番説得力があるように思える。一九七〇年代というのはそういう時代であったかもしれない。少し幅をとって一九六〇—八〇年とするべきかもしれない。この年代については後にもう一度立ち返りたい。

多分、この年代を通過した後では、退却症は高学歴男性に限っての無気力でなく、希釈されて青年一般(といっても男性)におこる「社会的ひきこもり」(あるいは「ニート」)に変質したのであるまいか。こうなると、医療の力の及ばぬ彼方へいってしまった感がある。事実、諸家の関心にもかかわらず、実効が上がらない。おそらく社会思想ないし社会政策レベルのなんらかの大きな変化が日本におこらない限り、この現象に歯止めはかからないのでないか。

3　われわれの「うつ状態の臨床的分類」（一九七五）の時代のうつと昨今のうつについて

平沢一の一九六〇年代の「軽症うつ病」（外来治療可能なうつ病）の臨床研究の後を受け、折からのドイツ由来の病前性格論、発病状況論に刺激され、当時の外来で多くみられた中年から初老にかけてうつ病を中心に臨床分類試案を作成したのが一九六〇―七〇年代であった。当時、共著者の木村敏氏も私と同じく名古屋にあって、ともにまだそれほど多忙でない時代を生きていた。ときどき会って雑談をしているうちに、うつ病の日本における臨床類型を作れないか、と考えるようになった。統計的処理などをする未然の直観的類型化である。

これもまた時代の産物であったと思われるのは、わずか四半世紀のちの二〇〇〇年時点ですでに一九七五年発表のものでは合致しない、という意見が臨床医の間からしきりに聞かれるようになったからである。一つには、一九八〇年から多くの精神科医に準拠枠を提供した米国のDSM‐Ⅲが、うつ状態（Ⅰ軸）に配することのできる人格障害（Ⅱ軸）として、独自の新しい類型を大胆にいくつも提案したことがある。がそれだけではなく、わずか三〇年ばかりの間に時代が動いた、と考えざるを得ない。一言でいえば、青年患者（とくに女子）が増えた。そして彼らが共有するIT社会の影響も考えざるを得ない。

いま少し言葉を足すと、一九七五年時点で分類の「第Ⅰ型」とされたのは病前性格としてメランコリー親和型性格（テレンバッハ）ないし執着性格（下田）の持ち主で、要するにすでに社会でそれなりの適応を一度は達成していた中年者であった。そして彼らがある時から契機なしに、あるいは配置転換とか

表1　うつの臨床分類

	Ⅰ型	Ⅱ型	Ⅲ型	Ⅳ型	Ⅴ型	Ⅵ型
	メランコリー性格型うつ病	循環型うつ病	葛藤反応型うつ病	偽循環病型分裂病	悲哀反応	その他のうつ状態
心理的水準の高低	Ⅰ-1 単相うつ病 Ⅰ-2 軽躁の混入 Ⅰ-3 葛藤の二次的露呈 Ⅰ-4 非定型精神病像の混入	Ⅱ-1 うつ病相主導 Ⅱ-2 躁とうつの規則的反復 Ⅱ-3 躁病相主導 Ⅱ-4 非定型精神病像の混入	Ⅲ-1 神経症レベルのもの Ⅲ-2 逃避・退却傾向のあるもの Ⅲ-3 精神病レベルのもの	Ⅳ-1 うつ病像のみ Ⅳ-2 躁病像の混入 Ⅳ-3 分裂病症状の併存	Ⅴ-1 正常悲哀反応 Ⅴ-2 異常悲哀反応 Ⅴ-3 精神病レベルの症状の混入	

転居といった日常的な出来事を引き金として、内因性うつ状態といわれてきた状態を呈する。そして抗うつ薬と心理的休息によって、数カ月前後で旧復する。そういう患者群であった。

続く第Ⅱ型は両極型、第Ⅲ型は葛藤反応型、第Ⅳ型は偽循環病型、第Ⅴ型は心因的喪失反応、第Ⅵ型はその他の場合（器質性背景をもつものなど）とされた（表1）。

今日（二〇〇六）、諸家はメランコリー親和型や執着性格がベースをなす軽症うつ病が一九七〇年代ほど多くなくなった点で一致している。そもそも、今日のうつ病は中年の病であることを止め、むしろ青年の病であるかのごとくで、青年であるから当然といえば当然だが、病前性格も未熟多様となり、回避型、依存型が少なくなくなっている。症状面でもリストカット、大量服薬といった自殺企図的アクトアウトが珍しくない。

かってのうつ病の典型が今日失われつつある点に注目し、これを今日のうつ病の「びまん化」と表現する人もいる（内海健、二〇〇〇）。その一因として、米国のアキスカルによってもたらされた両極Ⅱ型(Bipolar II) ないし soft bipolarity が広く臨床家の視野に入ってきたという事実がある。筆者もまた、これら〝軽症躁うつ病〟とでもいうべきカテゴリーがわれわれの一九七五年の臨床分類の第Ⅱ型のところで十分に考慮されておらず、これを補足しなければならないと思っている。

これをみとめることは薬物の選択など治療手法にも影響がある。たとえば、従来から抗躁薬として使用してきた薬物を気分調整薬として早期から使用する戦略は soft bipolarity の早期診断抜きには有効でない。

それにしても、なぜ両極Ⅱ型が一九八〇年以後増えてきたか。わからない。

世の中で自殺が増えたといわれる一因も、あるいはこの軽症躁うつ病が増えたことと関係があるかもしれない。軽症躁うつ病は気分の小さなアップ・アンド・ダウンを繰り返すだけに自殺の危険が小さくないことが経験的に推測される。困ったことに、軽うつ状態に陥っても間もなくに軽躁状態が訪れる場合、深刻味がうすいためであろう、医療に助けを求めない可能性もまた高くなる。診察室でみている限り、従来のうつ状態では医師患者関係ができあがれば、そう簡単には自殺は決行されないものだった。自殺が増えた原因を探るとすれば、われわれの診察室に到達する未然のところに求めるべきだろうと思う。

しかし、今でも依然として外来には執着性性格、メランコリー型性格の持主の軽症うつ病の人が少なからず診察に来られる。若い人にさえこの性格と診断せざるをえない人がいる。したがって、私は今日もやはり、適応のよかった中年者で、メランコリー親和型ないし執着性格といった（類強迫）性格者におこる場合を軽症うつ病の典型としておいてよいと思っているのだが、どうであろうか。

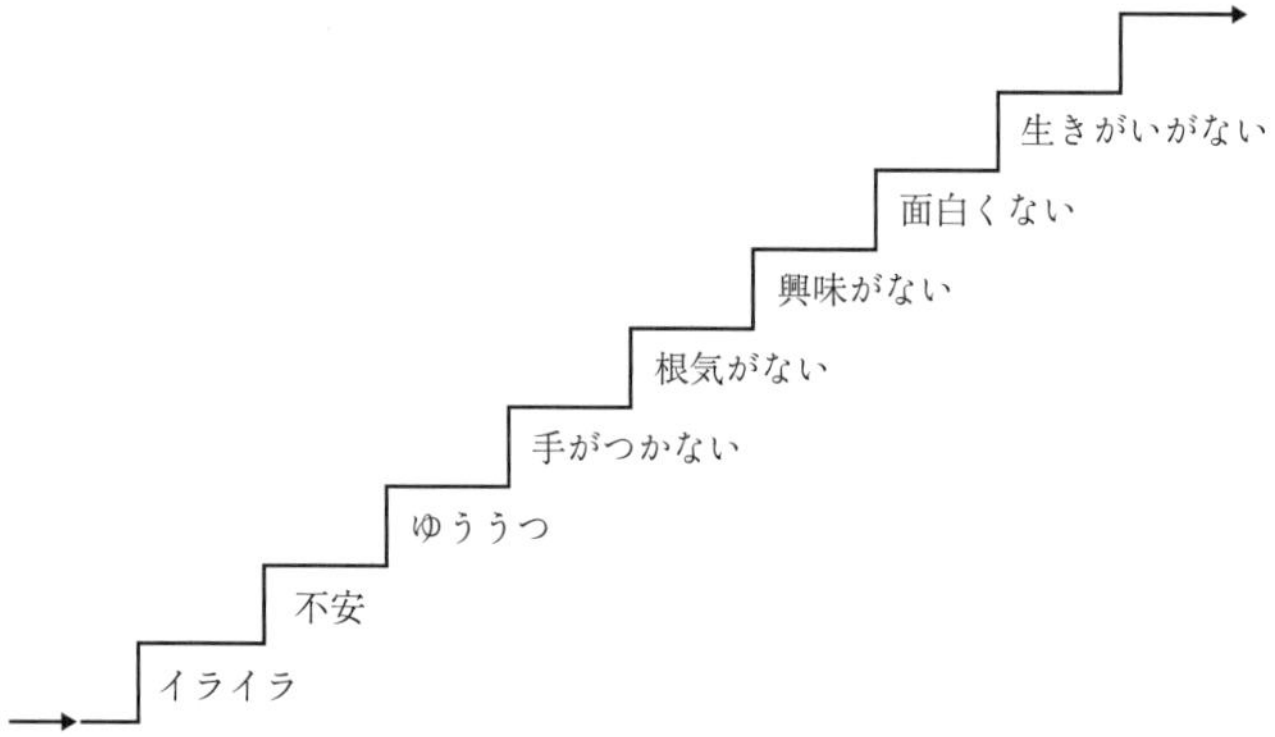

図1　うつ病の心理症状の消えていく順序

ただ、軽症うつ病の経過が長くなったことは否定できない。慢性軽症うつ病の研究は上記平沢以後、意外に少ないが、私は慢性化する人には

(1) 不安・抑うつが消えたのちに抑制の段階が長々と続くタイプ

(2) 本来なら比較的簡単に消えてしかるべき不安・抑うつの段階が異様に長引くタイプ

と二つあると考え、この仮説を臨床的に検討することにこの一〇年を費やしてきた。そして、前者については一応の結論と対策を得たと思う。だが、後者に関しては自信がない。

前者の場合、「抑制」が長く続いてもやがて消えていくので、その間は、すでにいわれているように気分調整薬（リチウム剤、バルプロ酸剤、カルママゼピンなど）の十分量を使いながら、少なくとも二週に一度は面接し短くても小精神療法的に対し、配偶者にも会い、三年くらいをかける。精神科クリニックにしかできない治療、と思う（図1）。

後者の不安主導の慢性型は（一世紀前から知られる初老の女性の焦燥うつ病を除けば）中年・初老者には少ないが、三〇歳台まで下がると、非定型うつ病（DSM-Ⅳ）、とくに上述の

Bipolar II との共病性をもつ女性例がありうる。米国由来のこの病型については日本でも二、三の臨床家（貝谷久宣、広瀬徹也）が注目する以外にまだ関心が少ないように思うが、昔の神経症性うつ病の一角を（過食、体重増加、過眠、強い身体疲労感のある hystero-depression を）今日の脳仮説で説明する試みとしてみれば興味深い。治療も「不安」対策が中心である。ただし、まだ境界例との関係も今ひとつはっきりしないし、これこそ evidence-based な研究によって概念としてより精練されることを期待したい。

4　社会脳（social brain）という考え方――Grazie の回復という視点の提唱

最後は、近ごろの文献にときにみられる社会脳という新しいコンセプトである。社会精神医学会だから紹介しないわけにはいかない。社会脳概念の由来は二つあって、一つは進化論的な見方であり、もう一つは社会認知科学の見方である。

前者については神庭重信が要を得た解説（二〇〇四）をしている。「ヒトを含む霊長類は、進化した大きな脳をもち、大きな集団を作って生きる動物である。複雑な社会に適応するための系統発生と個体発生の〝進化〟の歴史の所産としてある、ヒトを含む多くの生き物を社会的存在にしている特異な脳神経ネットワーク機構を社会脳という」。また「複雑な意図や感情が錯綜する大きな集団に適応するには、他者の感情や意図を適切に理解し、適切な行動を選択する社会脳を働かせる必要がある。社会脳の機能的要素としては、相手の言動から意図を読む能力、いわゆる心の理論（Theory of Mind）と、表情から相手の感情を読む表情認知がとくに大事である」と。

神経心理学者の大東祥孝も最近（二〇〇六）社会脳を論じている。「精神医学は、神経心理学という広大な領域を媒介として、身体医学とりわけ神経学との統合をはかるべきである。神経心理学と精神医学が確実に共有する特殊性は社会性（社会脳によって支えられた情動認知や意思決定、自他意識や自他理解の共有脳内表現）にあるであろう」と。

筆者も（一九九四、本書一三二頁）統合失調症の治療は今日では身体論者も精神論者もともに「社会性」についてあらためて考えるべきときだ、と述べたことがある。もっとも、上にものべたように筆者の精神医学は「診察室の内」なるもので、診察室外でする社会復帰活動とかSSTのことではない。社会は「外」にのみあるのではなく、「内」にもある。

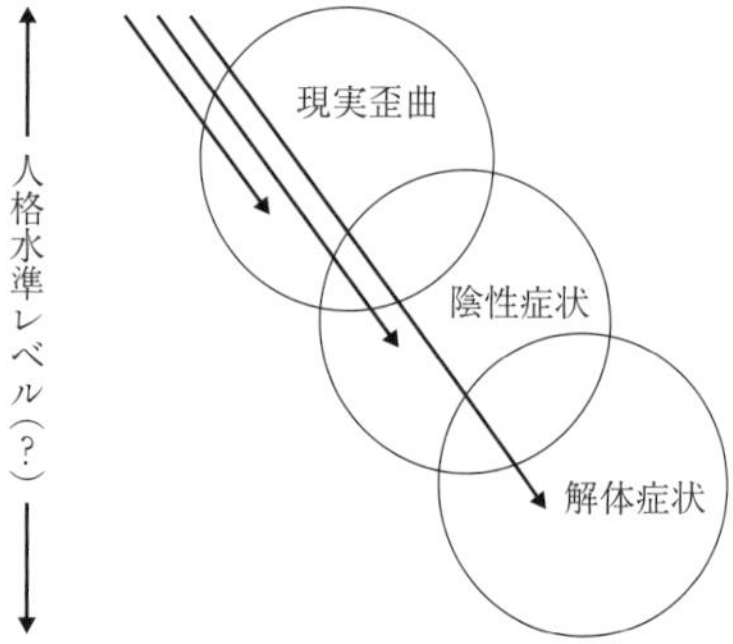

図2　非定型抗精神病薬の到達深度

たとえば、統合失調症者に薬物療法が効果を発揮するのと平行して、診察室における病人の表情や対人態度に微妙な変化が現れる。このことは臨床家のよく知るところである。すぐに現れる人もあれば一年くらいかかる人もあるが、その変化は同じで、柔らかい表情、自然な態度、打てば響く会話などの出現である。これを標語的に私は優雅さ（Grazie）の出現と呼ぶ。生きとし生けるものがもつ「しなやかさ」の回復であり、他者へ向けてのその表出である。今日流行の認知心理学の用語でいえば、視線認知、表情認知、他者の認知の模倣的シミュレーションを通じて絶えず人間がしている「他者理解の試み」が回復してくる、ということになろう。

その期を捉えて、医師患者関係を分母にした感情交流のパイプを太くすることは、昔からいう「統合失調症の精神療法」の骨子であって、今日ももちろん有効である。認知療法を診察室外のものとすれば、これは診察室内部の、というより医師患者の二人関係レベルのものである。統合失調症だから精神療法になじまないという、脳科学寄りの考え方は排除されなければならない。事実われわれの健康保険制度は正当にもこの病気の外来治療に精神療法の点数を織り込んでいる。

さいわい、複数の新しい非定型抗精神病薬はこの Grazie の回復という点では既存の薬物に勝るように思う。図2は私のまったくの私案だが、新しい薬物が「現実歪曲」と「陰性症状」という今までの薬物の到達レベルを超えて、「解体症状」にまで到達する力をもつ？　という診察室での印象を示したものである。たとえば、二〇代の引きこもっていた婦人患者の幼児語が次第に減るとともに表情の好転、挨拶、周囲への思いやり、喜びの感覚、外出能力が出現してくる、といった場合である。

躁うつ病の治癒の際に必要な「心理的エネルギー水準の上昇」という要件も、社会脳によって支えられる生体エネルギーというべきかもしれない。治癒に二、三年を要する慢性難治のうつ病のゆっくりした回復を診ていると、そう思う。

結　語

精神科医の診察室には、いながらにして「社会」を考えさせる事象が意外にたくさんあることを今一度意識したい。

ただし、psycho-socio-ethical という標語が暗示したように、社会を人文科学的にのみ考えた時代は去り、social brain という標語が暗示するように、脳との関連で社会を考える道も今や開かれている。それは、ともすれば乖離しがちな神経学との接点を求める道であると同時に、ともすれば忘れられがちな精神療法という医療の王道を再活性化する道でもあることを指摘したい。精神科医の診察室とはそういう特典をもった「場所」である。

文献

(1) 古屋健三『青春という亡霊——近代文学の中の青年』NHKブックス、二〇〇一年。
(2) 平沢一『軽症うつ病の臨床と予後』医学書院、一九六六年。
(3) 広瀬徹也「「逃避型抑うつ」再考」『うつ病論の現在』星和書店、六一—六三頁、二〇〇六年。
(4) 貝谷宣久『気まぐれ「うつ」病——誤解される非定型うつ病』ちくま新書、二〇〇七年。
(5) 笠原嘉『軽症うつ病』講談社現代新書、一九九六年。
(6) 笠原嘉『退却神経症』講談社現代新書、一九九八年。
(7) 笠原嘉『青年期』中央新書、一九七六年、ワイド版(二〇〇三年)。
(8) 笠原嘉『アパシー・シンドローム』岩波現代新書、二〇〇二年。
(9) 笠原嘉、木村敏「うつ状態の臨床的分類に関する研究」精神経誌、七七巻、七一五—七三五頁、一九七五年。
(10) 笠原嘉「分裂病患者にとっての「社会性」」精神経誌、九六巻、九八三—九八八頁、一九九四年。(本書一三一—一四三頁所収)
(11) 神庭重信「分子精神医学」四巻、一号、二〇〇四年。
(12) 内海健「存在の耐えがたき空虚」広瀬・内海編『うつ病論の現在』星和書店、一一五頁、二〇〇五年。
(13) 三浦雅士『青春の終焉』講談社、二〇〇一年。
(14) 津田均「うつとパーソナリティ」精神経誌、一〇七巻、一二六八—一二八五頁、二〇〇五年。
(15) 大東祥孝「神経心理学の新たな展開——精神医学の脱構築にむけて」精神経誌、一〇八巻、一〇〇九—一〇二八頁、二〇〇六年。

原点としての精神病院（一九九八）

私ども精神科関係者にとりましては、いろいろと対象はございましょうけど、結局、やはり分裂病という病気のことが気にかかる。これをどうにかしたいという悲願のようなものを皆様と私どもは共有しておるだろうと。その分裂病の専門的治療施設というと、これは精神病院である。そういう意味で、「原点としての精神病院」と題しましたわけでございます。

＊

精神科医はどうして精神病にばかり関心をむけるのか。新聞がよくとりあげる子供のいじめとか老人の痴呆症とかにもっと力を入れてよいのではないのかと、そのような質問をジャーナリズムの方でございますとか医師会の偉い方々からよく受けます。もちろん、こういう仕事に携わっております以上、子供のいじめに無関心であるわけではございませんし、お年寄りの問題をどうしたらいいかということを考えないわけではございません。それどころか、私どもの周りにもそれを専門とする方が何人もおられます。ただ何分にも学童間の新しい形のいじめというような問題は新しい現象でございますので、一定の臨床経験を積むまではなかなか軽率な発言ができない。医学であるからには、世界の文献も調べなきゃならない。だから、もうちょっと待ってくださいというのが本音でございますが、ジャーナリズムをはじめといたしまして世間は即効の処方箋を求めます。

いじめに比べますと、老人の痴呆というのは、これは元来精神医学の対象でございましたからずっと身近なものでございまして、私個人の周りにも優れた研究者は大勢おられます。それどころか、最近、たしか日精協（日本精神科病院協会）の識者をまじえました将来委員会でございましたか、その報告を拝見いたしますと、精神病院に今後老年痴呆症患者を積極的に入院させよ、そのほうが精神病院の偏見がなくなっていいんだというようなご説がございました。拝聴すべきご意見と存じます。

しかし私は、いささか頑かもしれませんが、私どもの本来の仕事は、今日も今後もやはり分裂病という精神障害について考えをめぐらすことにほかならないと信じて疑わないものでございます。われわれが関心を持たないで、誰がこの地味な難病の解明と治療に取り組むのでありましょうか。しかも将来予測を拝見いたしますと、老年痴呆というのは二〇〇〇何年になるとわかるが、分裂病というのはまだそういう見通しの中にないと申します。そういう難病の治療施設という意味で、精神科病院というのは非常に重みを持っておりまして、私の思いますのに原因解明に向けての脳の研究などは大学や研究室に任せておけばいいんですけれども、臨床研究となりますと、やはり長期経過の病人を多数ご存知の精神科病院の方々にしかできないのではないでしょうか。

ちょっと思いつくままに並べましても、加齢と経過というのはどういうふうになるのかとか、加齢と再発の問題はどうかとか、薬物減量の問題はどうかとかいうようなことは誰もが知りたいところでございますが、まだ十分には手がつけられておりません。これは治療研究であると同時にこの病気の本質にも関係する問題点であろうと存じます。

後でお話をいたしますが、米国の最近の雑誌に出ておりました治療ガイドラインなども、これは精神科病院でしか追試できないものだというふうに私は思います。追試でよろしいんですが、私は大学病院におりますから特に思うのでありますが、大学病院では無理でございます。

それから、これも後で申し上げようと思いますが、日本は、比較的精神病理学者が精神科病院の問題を語ります。たとえば中井久夫氏は分裂病の経過につきまして独特の臨界説というのを立てておりますが、これなども、できれば精神科病院の先生がこういう問題につきまして追試をしてくださると、私どもはこの説の重みというのを、どの程度のものかを受けとめるのに大変ありがたいと思うのであります。

＊

そういう意味で精神科病院を原点と思いたい者にとりまして心配なことが二つあります。一つは、これも後で触れますが分裂病の症状と経過が軽くなっておる。軽いという意味が問題でございますが、少なくとも表現型が軽くなっておりまして、このことが入院を要する患者を減らし、精神科病院としての戦略の変更を不可避とするかもしれないと。この点につきましては、私が論じるよりも賢明な経営者の先生の方々がすでにお考えのことと存じます
もう一つは、少し大学に関係があるのですが、分裂病を知らない医者あるいは分裂病を嫌う医者が出てこないかということであります。ご承知のように、お茶の間のテレビに映ります精神医学的問題は、分裂病とまったく違うかあるいは大変違うところにございまして、そうなりますとこういう先生が出て

こないか。そういう傾向は、すでに散見されるという東京の大学教授もおられます。私は思うのでございますが、精神保健指定医の資格が大変大切にされておると。このことは救いでございます。しかし、それでも精神科病院の医者がまだ充足されていないというのに、ジャーナリスティックなテーマにしか関心のない精神科医が増えるとしたら、これはちょっと複雑な心境にならざるを得ません。

本論はこういうことなのでございますが、少し敷衍させていただきます。このように分裂病に思い入れが深いというのは精神科医同士で話していて気がつくのでございますが、それはその人個人が受けた初期教育というようなものと関係があるのではないかと。それは、ひょっとしたらそうかもわかりませんのでございまして、私自身が受けました初期教育というのは、入った教室が教授以下主だった人が分裂病の研究者であったとか、精神科の病棟が精神病院風であった。総合病院風でなくて精神病院風に重症度で病棟が分けられていたりしたというようなことがございまして、そのインプリンティングがいまだに残っておるかもわかりませんですね。

＊

そういうふうに、分裂病ということを大事に私自身は出発したのでございますが、なかなか運命はうまくいきませんで、少し大学の保健センターに勤めましたり、それから比較的早く大学教授になってしまった。これは分裂病研究者、特に臨床研究者にとってはそんなに喜ぶべきことではございませんでした。というのは、大学教授になりますと責任を持って入院患者を治療したりはできません。そういうわけで、仕方ありませんから外来だけは分裂病を大事に診ようと思いまして初診の分裂病の人をどれぐらい外来で長くキープできるであろうかと、そういう見方で外来中心に約二〇年やってきたわけでございます。何も外来に特別の外来分裂病という病型があるわけではございませんが、今日の日本の健康保険システムのもとで、外来だけでうまくやれる患者さんというのが一定数いて、それはだいたいある種の特徴を持っておるというふうな、決してグローバルな問題ではないのでございますが、そういうことを申したわけでございます。

外来分裂病には二つくらいの特徴がございました。一つは破瓜病なんです。つまり破瓜病と言わざるを得ない病型でも外来ですむ人が少なからずいる。はじめは家族に連れられてくるのでございますが、そして病識も曖昧なのでございますが、お医者との関係とか看護婦さんとの関係というのは、外来で診ておりましてもわりあいよろしゅうございまして、しばらくいたしますと自分から規則正しく通うようになります。そして、一年半から二年半くらいしますとかなりよくなってくる。少なくともアルバイトくらいできるようになってくる。中にはマイカーで運転してくる人もたくさんいる。つまり破瓜病というのは悲観的だと思っていたんですが、そんなことはなくて軽い破瓜病というものの中で、逆に言うと陽性症状だけじゃなくて陰性症状群の中にも回復可能な例があるということが一つでございます。

変な話ですが、大学病院の外来なんかにおりますと、ご想像いただけると存じますが例の境界例というのがたくさんおりまして時間を取られますね。ああいう人に比べますと、この破瓜病の患者さんなんていうのは上品な、昔、貴族であったのではないかと思うぐらい、私どもを悩ますこと、はなはだ少のうございます。そういう経験をいたして今日に及びます。

外来分裂病と申した問題からもう一つ問題がございます。それは病識という問題でございます。ヤスパースの言う病識なんていうような概念に当てましたら病識はありません。ありませんけど、病識はありますですね。だって二週に一回ちゃんと通ってきて、私の言うとおり服薬してほとんどお薬も余さないで飲むというふうな人に病識がないというわけにはまいりません。病識という問題も分裂病だからなしというわけにはいかないということを、この外来分裂病というもので今でも考えさせられるものでございます。

*

以上が私のつたない一時期の話でございますが、分裂病というものを先生方と反対の方向から私が診ておったとお考え下されば一番おわかりいただきやすいんじゃないでしょうか。つまり入院しなきゃならない患者さんというほうから分裂病を診るという手が一つありますが、そこまでいかないところの分裂病というのから分裂病を診るのも、分裂病という像をなでる一つの方法でございます。

と言いたいのですが、やっぱり外来だけで分裂病を診ておりますと何となく頼りないんですね。どうもほんとうの分裂病というのを診ておるという気がしない。やっぱり分裂病を診ようと思えば精神科病院でしかないであろうなということを改めて思ったわけでございます。そういうこともございまして、いろいろな雑誌に出てまいります分裂病につきましての臨床論文で精神科病院にご勤務の先生方がお書きになったのはどんなものが書いてあるのだろうかということを気にするようになりました。私は、将来もこの学会がそういう発表も出てくる場になればいいと思うのでございますが、いろいろな論文があります。

たとえば、一昨年の精神経誌に愛光病院の内田修二先生という方が、分裂病の再発について「初回入院後一〇年の予後調査を通じて」という論文を発表されております。先生は薬物療法が定着して以後の継続的な薬物使用の効果判定ということを見ようとされたとあります。先生は、結局は各患者は異なったレベルの再発傾向と異なったレベルの服薬による再発防止効果、この間、このかけ算で生きているんだという、言われてみれば当たり前でございますが、つい忘れがちなことを指摘しておいでであります。

しかも、やっぱりそれでもまた逆の問題は、一〇年の後はどうなるのかなということがありますね。一〇年まではよかったが一〇年の後はどうなるのかとか、あるいは一〇年までは悪いが、それから後によくなるということはないのかということになりますと、これが分裂病の長期予後研究というものでございます。

昭和四〇年くらいからでございましょうか、ヨーロッパを中心にいたしまして、そして、アメリカにもありますがいくつかの有名な研究が出ました。一番びっくりいたしましたのは、マンフレッド・ブロイラーという人が昭和四七年に出した本の中に、分裂病というのは今まで信じていたよりもはるかによくなる。長く診ていけばよくなるのである。分裂病というのはずっと生きることができたら、つまり今は自殺でございますとかいろいろな病気で途中で亡くなっちゃうわけですが、そうでなくずっと生きていったら相当数が治るのではないか、というふうな言葉があったのに驚いたことを覚えております。

もう一つ、スイスにチオンピの有名な長期研究がございますが、彼の言うところによりますと、長年の慢性化の後でさえ自然に晩年の軽快をするということがあり得ると、逆に何十年もの寛解の後でさえ、新たな代償不全が生じ得るというふうなことを申しております。私は、この年になりますからいくつかの例は、二〇代から診ている患者さんでその経過を知っておるのでございますが、確かにその中にはいろいろな方がありまして、間違いなく晩年軽快というものがあると思う人もございますし、それからもういいと思っていた人が、精神病ではないんですが頑固な心身症みたいなものを起こしまして、結果的には社会生活から脱落していくというような例を見たりいたしますので、この分裂病の長期経過というものについて、私はなかなか一定の見解が出せないのですが、これなどもぜひ新しい世代のたくさんの精神病をご存知の先生方に課題としてお願いをいたしたいと私自身は思うのでございます。日本でも、湯浅先生と宮先生のものが有名であります。これは、なかなか日本で発達いたしませんのは、一つはブレーンをやると日本の政府はお金をくれるんですが、ブレーンをやらないとお金をくれないので、この長期研究というのはまったく発達しないですね。これはまだお金が要るんですがここらあたりはいつになったら発展いたしましょうか。

＊

さて、次は先生方にも少しご相談をしようと思うのでありますが、そろそろ教科書の記述を変えるべきかどうか。もし変えるといたしますと、もっともラジカルに考えまして、こんなふうになります。

これは、ある論文から借りてまいったのでございますが、初回の病像と経過がともに軽くなったこと。一番はじめがそうですね。一番はじめの発病の病像が軽くなったと。二番目が、今まで考えられていたほどに進行性ではない。分裂病は、実際にいろいろな経過をとる。それから、荒廃型が急速に減少しておる。これは、世界のすべての研究がそう指摘いたします。パーセントといたしますと、ブロイラーが五パーセント、フーバーという人が一〇パーセント、チオンピ五パーセント、ハーディング三パーセントとかいうふうに非常に少ない。それから病型の間に破瓜病ですとか妄想型とかいう間に非常に移行があるようになって、昔ほど典型的な病像がない。はっきりしているのは緊張病でございますね。こんなことを少しはニュアンスを込めて書き直すべきでしょうかどうか。そういう時期にきておるかどうか、これは大学教授の感覚ではだめで、精神病院の先生方の実感を伺わなきゃならない問題だと存じます。

日本でも、湯浅先生は治療初期から持続的なアフターケアを続ければ自立者は五〇パーセントを超え、働く可能性は八〇パーセントに及ぶとお書きでございます。そういうことは、精神病院の先生方のご意見を承らないとどうにもならんということを申したかっただけでございます。

精神病院でないとというふうに申し上げる文脈で、次の話題は、先ほどちょっと触れましたアメリカの学会の新しい分裂病指針でございます。もうご存知と存じますが、「アメリカン・ジャーナル」に、昨年、サプリメントとしまして本が出まして、分裂病の治療のためのガイドラインでございます。これは、ぜひ先生方にご検討賜って、追試ないしは日本型バージョンをつくるとすれば、考えていただかなきゃならないと思うんです。というのは、内容がきわめて具体的でございます。ですから、これは追試ができると思うんですが、ぜひご覧賜ればと存じます。

＊

最後は、どうも私の外来分裂症の経験から言いましても、病人とご家族に分裂病という病気の説明をしなきゃならん。サイコエデュケーションですね。

分裂病はどういう病気ですよというのを説明しようと思うと、これは病院は病院なりに一つにまとまらないといけない。学派を超えて合意点を見つけて、患者さんに説明するときにはこういうところでいこうというようなことを決めないといという問題があります。これなども、実際は精神神経学会なんかがやりそうじゃありませんから、ぜひこの学会あたりがプラクティカルに決めて下さるとありがたいなと思うのであります。そういう意味で、私も外来で少しやってきたんですが、非常に素朴に素人の目に立ち返って分裂病というのはどんなもんかというのを言えないと、多分、向こうに入らないであろうと。

それでこれは知的な、人間の知性の知的な崩壊であったり、知的な解体であったり、知的な痴呆ではなくて、人間が持っておる社会性というか、社会の中で生き得るという能力がいささか弱ったり障害されたりするのであると。この対比ですね。知性じゃなくて社会性という人間にとってもう一つ非常に大事なものが在って、それが少し弱るのであると、私の印象で言うと、これがまあみんなにわりあいわかりよかったかなという印象があります。

そういうふうに思って、今までの精神病理学というのを読み返してみますと、もうそんなことはあたり前のことでたくさんの人が申しております。たとえばブロンデルというフランス人は、「社会的本能の障害」というような言葉を使っております。非常にはっきりしていますね。分裂病というのは、社会的本能の障害なんだと。同じようなことを、日本の今村新吉という教授も言っております。それからピエール・ジャネのフォンクション・ド・レエル（現実機能）なんていうのも、現実というのは社会生活という意味ですから。それから、現代で言いますと木村敏先生なんかは、人と人との間の問題といいますか、あれなんかも、社会性というものをぐっと強拡大で見ていくと、人間と人間の間の何が成立させておるのかという問題になると存じます。それから岐阜大学の小出浩之教授も、共鳴性の問題だと言っていますが、同じことなのでございます。

でも私は、精神病理学的説明だけで分裂病の社会性の障害をうまく説明できるとはどうしても思えないんですね。これは、どうしても脳という問題、あるいは脳を含めて生物学的精神医学との接点をこれこそ求めざるを得ない。そう思って見ておりますと、富山医大の倉知教授に脳の中に社会性関連回路というものがあるんだという論文があるのを知りました。今見る限りは、社会性という問題で生物学の方から非常にはっきりと言語化しておられるのは倉知教授ではないか。多分、同じようなお考えの方は他にもおいでになるのでございましょうが、私が知る限りではこの先生でございます。先生のお話の一つで言えば、たとえば幻聴や自我障害は、脳の中へ適切に組み込まれてこなかった社会性が未加工の形で意識上に逸脱したようにも見える、とその中に書いてありますが、要するに成熟すべき社会性というのは心理の問題じゃなくて、同時に脳の問題であると。

こういう形でもってでも、社会性ということは研究上にも示唆するところが少なくないと私は思うんです。そういう意味で、分裂病の患者さんやご家族にわかりやすいという意味と、それから研究者にも通じるというような一本の線を引こうと思うと、この社会性というような問題をもう一遍、新たに取り上げてみてはどうか。

＊

最後の言葉を申し上げますが、私の思いますのに、私は原点は精神科病院にあると思っておるものでありますけれども、これはお医者だけではございませんで、看護者、あるいは事務の皆様もふくめてでございますが、精神科病院というところに勤めるものは独特の奉仕性を要求されていると存じます。単に慢性病というだけではありません。社会的偏見の対象になるということもありますが、まだ原因がよくわかりませんし、そういう病気の家族、あるいは患者さんに接するというきわめて地味な仕事でございますが、皆様、どうかご自分なりの意義を見出していただけないかと考えるものであります。こういう言葉は当たるかどうか、お叱りを受けるかもわかりませんが、私には一種の宗教性みたいなものが必要であろうと思っております。もっとも宗教性と言いましても日本人的な意味でございますけど。そういうものがないとなかなか精神病院で自分をフィットさせていきがたいのではないか。

先ほどもちょっと申しましたが、やはり分裂病をちょっと好きにならないとしようがないですね。分裂病を好きになる方法は簡単であります。彼らの中に醜悪な面より純粋な面を見ることであります。社会性の喪失という犠牲を払いまして、彼らが獲得しておる純粋性という面があります。先ほどちょっと、外来分裂病の人は境界例に比べると、と言うと境界例の人を悪く言うようで申しわけありませんが、境界例の人の騒々しさに比べると実に上品で、私どもを悩ますこともそれほどはなく過ごし得る一面を持っています。もっとも、その一面が問題をはらんでいるかもわかりませんが。まあ、分裂病を好きになろうと思いますと、醜悪な面を強調するよりは、このわずかに残る、あるいはきわめて今日希有な純粋性に焦点をあてるというような方法はいかがでございましょうか。精神科病院においてではございませんでしたが、長く分裂病の人を診てきた一人の精神科医としてそう思う次第でございます。

初老期に入った分裂病者について（一九八三）

1　まえがき

分裂病に罹患した人はその晩年をどのようにすごすのか。本稿はこの点を精神病理学の視点からいくらか検討しようとするものである。一般的にいって分裂病の精神病理学的研究が好んで照準にするのは、症例についての比較的短い時間帯（たとえば発病時とか再発時前後）であるが、本来慢性病であるところの分裂病に対しては横断面のみにとどまらず縦断面へも研究の射程を伸ばす要のあることは当然で、事実すでに欠陥分裂病状態についての精神病理学的研究、精神療法家による長期の治療研究、純臨床レベルの長期経過研究などにその関心のあらわれをみることができる。しかし、それでも急性期研究に比すると、慢性期、欠陥期、とりわけ晩期の研究はまだまだ少ない。本稿のような欠陥学への補足的研究をくわだてる所以である。

今日の分裂病は、一九六五年のM・ブロイラーの長期経過研究[1]も示すように、急性期後ただちに人格荒廃におちいることはまれで、たいていは急性期後、軽度もしくは中等度の欠陥状態に相当に長くとどまる。分裂病の軽症化、軽度化の一つのあらわれがここにもあるとみてよいだろう。もしそうなら、分裂病の晩期の人に対しても精神病理学的手法によって迫る道が、今日かつてよりは可能性としてひらけているかもしれない。しかし、実際的には、わが国の現代のように人口流動のはげしいところでは、長期経過の外面的追跡さえ容易でないのに、ましてや精神病理学的研究に必要な言語的もしくは非言語的資料をある程度揃えた症例となると、ごくまれにしかみられない。その上長期的に人間関係をもった人についてであればあるほど、症例報告的に語ることがプライバシー保護の面で問題をはらむ。こうした事情が分裂病の晩年についての精神病理学的研究を困難にする。

ところで、筆者が精神科医となって間もないころ主治医となった青年分裂病患者たちは、二五年から三〇年を経て今日、四〇歳代後半から五〇歳代半ばに達している。勤務医によくあるように、筆者もまたある時点で二度転勤したため、以後何人かの人とは疎遠になってしまったし、疎遠にはならなかったものの、残念ながら自殺におわる人を何人かみたりした。が、それでも今日なお十数人とは交流を保ち、その動静に通じている。今回は右の人々のうちから四五歳以上に達した男性五名を念頭において、初歩的なこころみをおこなってみた。彼らはすべて今日、筆者が当初（当時の精神医学的常識によって）予想したより、よい経過をとっている。つまり中等度の欠陥状態を経たのち、教科書的な人格荒廃にいたらず、逆に欠陥状態から、いってみれば多少抜け出す方向を歩んでおり、しかも過去ならびに現在の状態についてかなりよく言語化をこころみることのできる人たちである。

なお、四五歳から五〇数歳ではもちろん人生の晩年ではないが、分裂病が青年期発症の病態であることを考えれば、分裂病人生の晩期といって差支えないであろう。

2　五症例を通じての主な問題点

五例を通覧して、そこから取出せる問題点は次の三点である。(1) 長期経過の全体の流れについて、(2) その間の症状レベルの変化について、(3) その間の人間関係（医師や家族との関係）について。以下この順序で述べる。

1　長期経過の全体の流れについて

まずいえることは「晩期軽快」であろう。分裂病の病勢がその晩年において軽快におもむくこと、まれには完全寛解といってもよいほどになることについては、すでに何人かの言及があるが、ここでも五例のすべてに、そして特に三例に、その傾向が肯定できる。

症例の詳細をケーススタディ的に語ることは前述したプライバシーの面ではばかられるので、各例の紹介は次のような程度に止めなければならない。第一例は発症時二五歳の商社員。緊張病性昏迷のケースで、当初二度の入院を要し、職を辞したが、以後はずっと通院治療でやってきた。小康をえて三三歳で結婚。三九歳ころから症状（後述）の程度が軽くなり、四〇歳での「薬をやめてみたい」との彼自身の申し出にしたがって、投薬中止。それと相前後したころからゆっくりとではあるが社会参加のこころみがはじまり（各種の講習会とかカルチュア・センターとかへの出席）、四四歳、自分から発病時の回想録を書く。四七歳の現時点で、アルバイト程度の収入しかなく、まだ健在な両親の経済的庇護下にあり、湯浅修一の表現を借りれば「半自立」でしかないが、症状面では年々軽快しており、わずかにセネストパチーに近い、二、三の身体的違和感（たとえば「腰の骨の左右が非対称で」云々）をもつだけとなっている。彼はいう。長年の病気という文字通りの肩の荷をやっとおろして自由の身になった、と。

第二例は同じく二五歳発症の破瓜・緊張病者。小企業につとめる薬剤師。この人も初期二度の入院を要したが、以後、庇護的な母にまもられて通院しつつ、細々と仕事をつづけることができた。この間結婚し、二子をもうけている。五四歳の今日もなお願望充足的な幻覚妄想を散発的にもち、人格欠陥の存在は否定できないが、自らを「病気をした人間」として規定した上でその余生を生きており、自ら投薬をうけに（ごく少量の薬用量だが）近くの医院をおとずれ、年に二回は筆者への現状報告をも欠かさない。本例においても明らかに四二、三歳から軽快の兆がみられた。それまでプレコックス感をつよく感じさせていた彼に、彼なりの社交性があらわれ、昔の彼をしる人たちをおどろかせたのもこの頃であった。

第三例は二九歳発症の妄想型の人。理科系の研究所の研究者である。この人も初期二回の入院を要し、一度は自殺企図もあった。さいわい病前に彼の示した高い能力を買われて（発病後は明らかに能力低下を来たしたにもかかわらず）職を失わずに今日にいたっている。この人もおくればせの結婚をし、一子をもつ。やはり四〇歳をすぎたころから軽快の兆を示す。ただし、四七歳のときわれわれの予期に反し典型的シューブあり。しかし、妻の助力の適切さもあってか、すぐおさまり、シューブ前の状態にいち早く回復し、職を失わずにすむ。五二歳の今日、年齢のわりに全体に子供っぽく、たとえば月給額について他人のそれとのわずかな差につよくこだわるなど、欠陥治癒者によくみられる行動特性をいくつか典型的にもつが、まずは、子供の将来に希望を託して生きる、よい平凡な父親の一人になっている。なお、この人は服薬を当初からいやがる傾向にあったため、服薬には家人の助力を要することが多かった。すでに早くから就寝前一回の服薬にしていた。

ここで、晩期軽快についての先輩たちの研究の要点を今一度紹介しておこう。スイスのミューラー(3)(4)は、一九五九年「分裂病の老年期」というモノグラフの中で、六五歳以上の入院患者一〇一人についてその経過をふりかえり、分裂病患者がその晩年に軽快におもむく傾向の少なくないことを数字で示した。彼はその場合「日常の社会的態度」と「精神病理症状」という二つの指標をとり、前者でいえば好転五五人、悪化十四人、後者でいえば好転二七人、不変四七人、悪化二七人とした。彼は老化とくに痴呆化傾向が経過の鎮静化に一役かっていると推論した。ちなみに一〇一名中老年痴呆は一〇から二〇パーセントにみられたという。

ドイツのヤンツァリック(5)も一九六三年の論文で、発症後五年時点で自閉的で冷たく空虚にみえた人が一〇年後にはそうでなくなることが少なからずあると述べ、やはり肉体の老化過程に言及している。しかし、もっとも詳しいデータを提出したのは一九六五年のブロイラーであろう。発症後二〇年を経た一七六人の経過が追われている。彼のいうところではその晩年の経過は総体的にいってよく、とくに十六パーセントは二〇年間にわたって持続的によくなってきていること、しかし他の二〇パーセントには晩年においても増悪《シューブ》のありうること、ただし、だからといってその経過が悪いとはいえないことなどを述べている。また晩期軽快の六例についてかなり詳しい症例報告をおこなっている。たとえば、その第一例は婦人で、一九一九年十七歳で発症したが、五〇歳ごろから急によくなり出した。ただしこの人には五〇歳の少し前から年齢的に少し早すぎる健忘がきた。第二例は二八歳発症の男で、急性の昂奮ではじまり、その後二〇年間ずっと中等度の欠陥状態にあり、入院を必要としたが、四八歳から良くなり出し、退院、五七歳の報告時点で大過なく過しているという。

わが国では湯浅修一(6)らの一一四例についての報告が唯一の長期予後の報告である。その治癒判定基準は社会的治癒であって、「日々つつがなく暮せればよいと見なす」。その必要にして十分な条件は二つあって、社会的自立と治療者からの独立である。両者を満足する人は意外に少なく二割でしかない。彼らは分裂病を生活臨床の立場から「受動型」と「能動型」に分けるが、受動型の方が成績が良い。なお、二〇年時点では「安定した自立」と「長期在院」に両極化の傾向がみられるという。

以上の諸家の意見を参考にしながら、自家例をみなおしてみると、まず気づくのは軽快の兆しのあらわれるのが四〇歳から四五歳と諸家の例より早いことである。諸家が分裂病の晩期軽快の一因にあげる老化は、少なくともこの年齢では計算に入りにくい。自家例が六〇歳、七〇歳代にいたって老化が生じたときその精神病はどのように経過するかをみないと、老化と分裂病の関係について何ともいいがたいが、ここでひとまずいえることは、老化を計算しないでもよい年齢からすでに軽快の兆しのあるケースが存在し、そしておそらくそのような例は今日まれでないだろう、ということである。

次に、自家例において軽快の契機となる何らかの出来事ないし体験があったかどうかの問題である。実は何も特別のことがらがない。文献もこの点については多くを述べていない。わずかにブロイラーは各種の治療環境の変化、近親者の死、重病の罹患などをあげている。たしかにそのように契機、たとえば母の死とか重病が一時的に病勢をそぐことは日常よく経験されることだが、果してそれが晩期軽快というほどの一大屈折点の契機たりうるかどうか。自家例に関する限り否定的である。

したがって残念ながら彼らの晩期軽快についてはヤンツァリックがかつてした推論以上のものを提出できない。ヤンツァリックは、分裂病患者のあまりにも若くからはじまりすぎた精神の力動喪失《アディナミー》も六〇歳をすぎると多少回復してくる。そして他方肉体の老化過程がおこり、そのため両者は同期して、心身の平衡化がおこるのであろう、といっている。

しかし、すでに述べたように自家例での晩期軽快は四〇歳代とずっと早い。思うに、これまでの著者たちは老化という事態を少しく生物学的次元にひきつけて考えすぎていたのではなかろうか。老化には心理的側面のあることを考慮に入れるなら、四〇歳代の「早い老成」とでもいうべき事態を考えることができ、それがヤンツァリックのいう心身の同期、心身の平衡化を招来させると説明することもできよう。そのようにいうのは、この三例は湯浅らの意味での受動型であって、病前性格からしてすでに温和な分裂質であって、敏感性格的不均衡を内蔵せず、精神病に罹患後も自分たちが精神病に罹患したことを率直にみとめ、たとえば妄想は訂正できなくとも病気に罹患し欠陥をもつと自覚するという意味での「病識」はもち、病気をもちながら生きるに当って安全な消極策を自らさぐるなど、年齢よりも「早い老成」に入る条件をいくつかもっていたように思える。

また家人の庇護力の大きさも、早い老成に一役を演じているかもしれない。家庭に関することは、しかし、後にまとめて述べるつもりである。

2　症状レベルの変化について

症状レベルでまずいえることは、病初期の症状の緊張病性、破瓜病性、妄想病性が二〇年間大体そのまま持続したことである。教科書的なこの三病型の間には、いわば路線変更とでもいうべき交錯がもう少しおこりうるものと思っていた筆者にとっては、これは意外であった。具体的にいうと第一の緊張病性昏迷ではじまった人は、緊張病性症状としてわれわれの知る範囲内の症状を終始呈し、その枠内で次第に軽症化したのだったし、第三の妄想病型の場合も初発時の迫害妄想の不安から完全に解放された後も、妄想は背景化したのみで、決して訂正されることはなく、しかも四七歳という年齢になって初発時と内容的にまったく同じ迫害妄想を出現させてわれわれをおどろかせるといった具合であった。

とりわけ緊張病という亜型は今日見られることがたいへん少なくなり、この亜型をおくことの有用性について疑問視するむきもあるが、第一のケースのように二〇余年にわたり、もっぱら緊張病性昏迷の系列下に位置される症状しか示さなかった例をまのあたりにすると、緊張病型という亜型の存在をまだ否認はできないという印象をもった。つまり、この人には破瓜病的な無感情、感情鈍麻の傾向は終始生じなかったし、妄想知覚や妄想着想も（病初期の昏迷時はもとより、晩期軽快に入ってのちに生じた短い途絶《スペルング》の際にも、ごく薄く体験はされるのだが）妄想病型の際のように体系化、加工化への傾向の生じることはまったくなかった。さらには非定型精神病によくある意識変容、意識障害も一度もおこらなかった。さらに細かくいえば、この人には緊張病性興奮といってよいほどの精神運動性の荒々しい行動は一度もおこらなかった。したがって、緊張病というとき、より根本的なスタイルは昏迷ないし亜昏迷ではないか、緊張病性興奮は昏迷にくらべれば二次的で、あるいは他の病型にも生じうる非特異的症状といってよいのでないか、といったことも考えたりした。

四〇歳以後にみられた症状の軽症化を精神病理学的に見ていくにあたって、この緊張病性昏迷の軽症化を題材にしよう。晩期軽快に入って以後、この人は出来るだけ体験を言語化してわれわれに伝えようと努力しはじめた。彼によると、これまでとちがって病気との間にちょっと距離が出来たので、言葉でいえる可能性が生じたからだ、という。それでも、なかなか言葉にできない。一つにはその体験は言葉では表現しにくいということもあるが、二つには今思っていることが次の瞬間消えてしまうので、自分でも何がほんとうなのか自信をもって人に伝えにくい。そういいながらも結構多くのことを数年にわたる軽快期の間に語ってくれた。客観的に外からみれば、彼の症状はまさに意志領域の障害であって、その中心は（時期による軽重はあれ）教科書どおりの途絶《スペルング》であった。四〇歳以後の病勢のおとろえた時期に入っても、依然として、診察中急に言葉が出なくなって二、三〇分じっと黙っていたり、通院途中の電車の駅で動けなくなったりしたほどである。

軽快期に入って途絶がその度をやや弱めた頃の彼の主観体験は、だいたい次のごとく整理できる。

第一はゆるい金縛《かなしば》り体験。自分の身体をそのまわりに少し隙間をおいてふわっと取りかこむ壁があって、それが自分の自由を束縛する。昔のことはどうも正確に思い出せないが、もっと重く隙間なしに身体にのしかかる力があった。もうそんな直接の感じはないが、しかし依然としてその力の超自然性、宇宙性とでもいうしかない性格は今ものこっている。そういった隙間のある金縛り感の一例。ある時、駅で列車に乗るという段になって、どうしても待合室を出てプラットフォームへ上れないで、待合室をうろうろしている。家に電話して、かくかくしかじかなので迎えにきてほしいと伝える。電話をかけたりすることはできるのに、待合室からはどうしても出られない。理由はまったくない。宇宙的な力とでもいうしかない。迎えにきてくれた家人に促されれば、なんということなしに待合室からプラットフォームへ上れた。また、もっと軽症の段階になると、アンビテンデンツももはや一々の行為にかかわることではなく、もっと大きな枠組の中でのことになり、東京へ行こうとして家を出たのに逆の方向へ行ってしまうというようになった。これにも理由は何もない。また「そうさせられる」という直接的作為影響感はまったくない。

金縛り感は主として身体的行動に関してあるのだが、ときには心の動きの上にも及んで、次のように感じられることもあった。たとえば、電車の中の人の声の上に自分の気持ちがひっついて離れなくなる。自分のことを言っているのではないかと案じる気持ちではない。むしろそこへ気持ちがはりついて動かない感じで、身体の金縛りの感じとよく似ている。無意味で馬鹿馬鹿しいが、そうなる。強迫観念に近い妄想知覚であろうか（フーバー[7]）。

第二は「以心伝心の体験」。途絶が典型的におこったとき、たとえば面接中に急におこって（先にも述べたが、こういうことは晩期軽快の時期に入ってもはじめの二、三年のうちにはよくおこっていた）会話が中断したとき、もう一つのコミュニケーションのルートがすぐに開けて、無言のうちに面接者との会話を、それもむしろ饒舌におこなうという体験である。声ともいえず考えともいえない。自分が積極的にそうするのでもなく、面前する医師にそうさせられるのでもない。自分の身体がある種の受動性の中にあるときおこるとしかいいようがない、と彼はいう。この受動性にはやはり一種の宇宙感覚、超越感覚が、うすくではあるが、附着している。「予定調和」的一致が自分と世界とか宇宙というレベルの広大さとの間にある。

ともあれ、途絶の際にそういう以心伝心的側副路の開けることを知って以後、当方は彼が緘黙状態に入っている間、それほど不安を覚えなく待つことができるようになった。途絶、緘黙が年とともに減っていくにつれ、右のような陳述を耳にする機会も少なくなった。緊張病の人が体験の底で、ある種の宇宙性、超越性に触れていることはよく知られていることだが、かなり軽快した後も、折にふれて容易に（減弱してではあるが）それが姿をあらわすことを知った。

第三にいうべきは、体験の中心にある「身体」という問題であろう。彼の陳述はつねに身体についてのものだったといえなくもない。しかも決して遠回しにではなく直接に身体の故障あるいは違和感として述べられた。上述の金縛り感も比喩でなく、違和感そのものの表現である。意志の障害として記述できる数々の異常行動も、彼の体験としては身体の次元のこととして意識された。たとえば、赤信号だから渡ってはいけないと思っているのに、身体がどんどん動いていってしまう、といった具合である。自分が、といった意識ではない。思考活動すら、彼にとっては身体とかなり緊密に結んでいるという。二〇年の自分の病気は文字通り肩の上に重くのしかかりつづけた重荷であり、ようやく荷をおろし、身体の自由を回復したよろこびは大きい、と述懐する。しかしなおいまだ身体の違和感が微妙にのこっていて、彼の気を病ませる。腰骨のよじれた感覚、腸の疲労した感覚等々。セネストパチー性のビツァールなものを、ほんの少しだが、まだ残している。

緊張病の人のことはこのくらいにして、三つ目の例である妄想型の人の症状変化について少しふれたい。彼は外国滞在中に幻覚妄想状態で発症した。帰国後の治療によって小康を得たのちも妄想を訂正することができず、服薬を拒み、二度の入院を要し、入院を要しない安定期に入っても人格欠陥の存在を否定できずに今日にいたっている。したがって妄想型分裂病と診断してよい人だが、四二、三歳の頃から彼は「あれはあれとして」自分の今の生活を大切にしたい、と物わかりのよいことをいいだすようになった。一つには後にも述べるが、この頃結婚したこともあずかって力があったかもしれない。いや、結婚できるほどによくなっていた、というべきかもしれない。ところが、そのあと数年の安定期をへた後の四七歳になって、予期しないシューブがきた。しかもおどろいたことに初発時と寸分違わぬ妄想幻覚体験が回帰した。さいわい長くはつづかず、二、三週で完全に旧に復し、以後五二歳の今日まで大過なくすんでいる。きっかけとして職場内での小さな配置換えがあった。したがって厳密には分裂病性反応（ヤスパース）、つまり分裂病の人がおこす心因反応で、ほんとうのシューブといわない方がよいのかもしれない。

ブロイラーは分裂病患者はその晩年（六〇代、七〇代）においても小さなシューブがあることを述べている。本例のシュープは四七歳であるから、そのこと自体むしろありふれたことかもしれないが、それにしても、二〇年前の妄想がほとんど完全に同形で出現するのをみて、またそれが（二〇年前とまったくことなって）、比較的簡単に消褪するのをみて、妄想という症状への興味をあらたにさせられた。それはちょうど、上述の緊張病の人の意志障害（途絶、アンビテンデンツ）と宇宙感覚が、病初と同様に、ただ度を減じて、くりかえされるのと一脈通じたところがあるように思えた。

3　その間の人間関係

人間関係という項のもとに治療者・患者関係と家庭成員との関係を述べたい。まず治療者・患者関係は終始きわめて安定したものであった。もちろん妄想型の人がその最盛期において一時的に服薬を拒み入院をいやがるという形の反抗を呈することはあったが、そのように例外的な時間帯をのぞけば、終始いわゆる陽性転移が保たれ、陰性転移、さらには陰性逆転移が生じることはまったくなかった。一般的にいって、典型的な分裂病者との医師患者関係は、境界型分裂病や境界型パーソナリティ障害の人とのそれに比し、安定的である。長期の交流を今日まで彼らとの間に成り立たせた一因は、この医師患者関係の安定にあったろう。

次に家族のことだが、たった五つのケースでみてももちろんその家族はさまざまである。遺伝歴のある人、ない人、スキゾフレノジェーニック・マザーとおぼしき母親をもった人、比較的裕福な家庭の人、そうでない人等々。しかし、晩期軽快のためには（当然かもしれないが）家族のサポートが役割を果たすようである。たとえば配偶者。五例中一例をのぞき、結婚している。ただしいずれも病勢がおさまってのちの結婚であるので、患者三〇代後半から四〇代にかけての晩婚である。分裂病患者一般の結婚の適不適については諸説あるが、今のところ四人の結婚は破綻しないですんでいるばかりか、配偶者の尽力が晩期軽快に大きく寄与したとみとめられる。しかし、治療中断、転医、自殺などのため（ここには含めえなかったが）結果的にうまくいかなかった結婚もいくつか見てきた。健常範囲内の人々の間でも結婚生活の持続の何かとむつかしい今日であるから、軽々にその不首尾の原因を論じることはしにくいが、常識的にいって、分裂病患者の場合十分に病勢のおさまらぬ先の早すぎる結婚は危ないであろうし、また、「私がなおしてみせる」式の気負い型、あるいは殉教者型の結婚志望者も、当然のことながら、成功する度合いが小さいことを、臨床家としてふりかえって改めて感じている。

スキゾフレノジェーニック・マザーと思われる母をもった人が一例あった。第二例とした破瓜緊張型の人である。彼は自分が五〇歳になるまでこの母の庇護下にあり、五〇歳で母を失う。病臥の母に対してこの人は余人の出来ぬほどの看病をつくした。この母はまた、彼を死の直前まで（われわれのいささかのひんしゅくをかいながらも）密着的に支配した。彼は四〇歳で妻を迎え、子ももうけたが、それでも依然として彼に一番近距離の人間は母であった。母の死に対して彼に相当の悲哀反応がおこった。しかしそれはほぼ一年で正常の経過をたどりおわる。分裂病性シュープをきたすことはないかと案じたが、少しく願望充足性の幻聴が増えたのみで、彼の職業生活にはさしさわらなかった。ところで今からふりかえると、このスキゾフレノジェーニック・マザーの功罪を話題にできる。たとえば次のような点は功に入るのでないか。その強烈な庇護力の下でこの病人の自由を一定以下に制限することにより、彼に「早い老成」を達成させ、ひいては彼を晩期寛解へといたらせた。そういうふうにみるのは皮肉にすぎようか。スキゾフレノジェーニック・マザーは分裂病の発生に関してはひたすらマイナスの役を荷うのかもしれないが、分裂病者の一生というスパンの中ではどうなのであろうか。功罪の罪の方は、何よりも、彼が妻子との間にもちえたかもしれない関係の成立をこの母と彼との深い関係が阻害したことだろう。

最後に、今後の家庭関係について若干の予測を述べておわりたい。晩婚の人たちだけに今後もっとも大きな難関は、子供が青年期へと成長するとき、当然求められる父性的役割にどのように応えるか、応ええないときの家族間の波乱が今日の彼らの軽快をゆるがすことはないか、という心配である。さらには、経済的庇護を今なお与えてくれる老父母をこれから失う人たちは、心理的経済的に別離への反応をどう処理するか。

右にのべたスキゾフレノジェーニック・マザーをもった破瓜病者は、母との苦痛な死別ののち、妻と子の連合チームにはじめて直面することになった。彼には前青年期の男の子の荒々しさはいかにも受けとめがたく、一時は妻が子供をして自分を攻撃させると考えさせたりした。両親の死、子供の成長が初老の分裂病者の上にもたらすであろう諸困難の一つの例である。

文献

(1) Bleuler, M.: *Die schizophrenen Geistesstörungen*, Thieme, Stuttgart, 1972.
(2) 笠原嘉「老年期と内因性精神病」『日本医師会医学講座』四四―五一頁、金原出版、一九七九年。
(3) Müller, Ch.: *Über das Senium der Schizophrenen*, Karger, Basel, 1959.
(4) Ciompi, L. und Müller, Ch.: *Lebensweg und Alter de schizophrenen*, Springer, Berlin, 1976.
(5) Janzarik, W.: Der Aufbau schizophrener Psychosen in de Längschnitbetrachtung, *Nervenarzt*, 34, 58, 1963.
(6) 湯浅修一「私の分裂病者治療論と治癒の概念」臨床精神病理、四巻、三七―四八頁、一九八三年。

（7）　笠原嘉・藤縄昭「妄想」『現代精神医学大系』第三巻、中山書店、一九八〇年。

だから精神科医はやめられない！（二〇〇八）

1　まえおき

こんなテーマは初めてで、はたして書けるかな、と心配した。

しかし、考えてみれば今年八〇歳になり、なお細々と街中のクリニックで外来をやっている。管理業より診察業のほうが自分に合っている、と思っている。精神科医がやめられない、の一例ではあろう。この機会に何が面白くてやっているのか、少し考えてみようと思った。以下はその答案である。

クリニックだからもちろん軽症者が多いのだが、それでも私が面白いと思うのは（いまは廃れた言葉だが）内因性精神疾患の多様な慢性経過である。統合失調症、慢性気分障害、それに内因性かどうかわからないが厄介な境界例や解離性障害の経過に関心を持つ。これらを長くみる。そして三年から四年みると、意外にスッキリするケースが多いのである。このことは成書にない。

転勤しないクリニックの医師は慢性経過を追うのに一番適している。すべからく将来の精神科クリニック医は、精神科病院で精神科の臨床を一定期間積むべし。必ず役に立つ。

最近「一例報告」と題して年来の関心事である統合失調症の長期経過を久しぶりに論じた（心と社会一二二号、二〇〇五）。その例をもう一度掲げるのをお許し願いたい。こういうケースに出会うと私は軽い興奮を隠せないのである。

2　認知症の老母を看病する（晩年軽快した）統合失調症の子息

二〇歳台での長男の統合失調症発病以来、四〇年間外来治療に毎回付き添ってきた気丈な母が認知症になった。そして立場が逆転し、六〇歳になり晩年寛解の状態に至った長男が、老母の手を引いて月一回通院してくる。母の経過は幸い安定している。かつて一家の柱だった母がいまはオドオドした老人になり、息子の後をチョコチョコと付いて歩く。微笑ましい光景、と私には見える。

それ以上に注目すべきは、この古い統合失調症者がクリニックへ来たときの態度の変化である。主治医への挨拶、医療スタッフへの応対、その間の老母への気遣い。どれをとっても過不足ない。老母を世話する役割ができて以来、いままでの世間に対する彼の消極的な態度はほとんど消えた。同時に彼は、自分が倒れてはならないから、と言って自分の服薬にもいままでになく注意深くなった。

三五年前、彼は某企業に勤務して三年目に、妄想型分裂病（統合失調症）に陥った。すでに大学同級生の女性と結婚し一子をもうけていた。妻はこの悲劇に耐えかね、何度となく私どもを訪ね、運命を嘆き離婚をしきりに口にした。

しかし、母親がしっかりした人で、病人を促し二週に一度外来通院を続けさせた。病人はもともと温和な性格で病識も半ばあった。当時私は「入院しないで外来だけですむ分裂病の人が結構いる」という、いまならごく当たり前の事実を強調するために、わざわざ「外来分裂病」という名前を作っていたが、彼はその典型の一人だった。当時有名だった群馬の生活臨床学派の用語を使うなら消極型だった。

そのうち妻が立ち直って、彼女の主導でそのころまだ珍しかった子ども塾を自宅で開き、企業をクビになった彼も一教師として小学生を教えた。当時まだ迫害感が少なからず残っていた彼も、自宅に来てくれる子どもたちに囲まれて、初等の算数や国語を教える時間を楽しんだ。やがて塾ブームが来て、生計を支えた。

余談だが、妻の生きがいはできのよい一人息子にかけられた。この子は父母の期待に沿って成長し、後に有名大学に入学し研究者の道を歩みだした。シゾイドだったから、よい職業選択だった。

こうして地味だが穏やかな生活が二〇年余続いた。この間、父親が死去し、母と病人夫婦のやや複雑な三人関係が残ったが、特別のことは起こらず時が過ぎ、投薬もハロペリドール三ミリグラムになった。

ところが、いまから五年前、彼の通院の支え手だった母に認知症が発生するに及んで事態が動いた。夜間せん妄、記銘力減退、記憶脱出、地誌的失見当。その老母をどうするか。仲が必ずしもよくないとはいえ、妻に面倒を見てもらうしかない、と私は思っていた。

しかし予想に反し、六〇歳になった子息が自分が面倒を見るといいだした。そして事実、母に付き添って面倒な手続きを踏みながら神経内科、脳外科、放射線科を巡り、結局アリセプトで様子を見ようという結論を得て、再び母を連れて私の外来へ帰ってきた。以後私が一緒に来る二人に子息用の薬と母親用の薬を処方して二年が過ぎる。いままで母が息子を連れてきたのに、いまや息子が母の手を引いてくる。最近、彼の優秀な一人息子が結婚した。写真を見せてくれた。一枚もらってくれ、というのでありがたく頂戴し、カルテに挟んだ。

高齢化社会が来たからこそ観察できる現象であろう。死語になった〝早発〟痴呆と〝老年〟痴呆を並べてみる機会を得た。そして前者の晩年寛解という現象をまのあたりにできた。

同じようなケースが女性例に二例ある。

二〇歳台で発病し、かつては激しい症状のゆえにずいぶん周りを悩ませ、入院も何回かした女性だったが、いまは退院して、母と暮らして六〇歳になる。ところが彼女の唯一の庇護者だったこの母が、八〇歳でアルツハイマーになった。

ここでも、この老母の面倒を見る彼女のこの二、三年の健気さと気配りには、われわれ医療者一同ひたすら感心する。暑中見舞いや年賀状をどう書いたらいいか、と相談に来る。彼女の手紙に反応して親戚の人々が助力を申し出る。役所も好意的に動きだした。

統合失調症の長期予後学は、第一にその多様性において、第二にこの不思議な病気の（急性期には見えなかった）本質を垣間見せる点において魅力あるテーマであるにもかかわらず、近年とみに低調である。今日の臨床精神医学は急性期に偏しすぎではないか。ＥＢＭにはぜひ、概念を明確にしたうえで長期経過を確定してくれることを願う。急性期研究と違って、慢性期研究は容易には国境を越えないだろうから、日本国内での研究が望ましい。まずは日精協傘下の精神科病院からの一例報告がもっとあってもよいのではないか。

3　女性の結婚願望にどう応えるか

統合失調症といえば、もう一つ結婚がある。

喜ぶべきことだが、非定型抗精神病薬が使われるようになってから（と私には思えるのだが）、統合失調症の人の外見の無表情と硬さが減り、対人的コンタクトがよくなるケースが増えた。ハロペリドールの時代にはそこまでよくならなかったのではないか。

若い婦人の場合、隠れていた〝優雅さ〟が対人場面で表れ、これが異性に好感を持たせ、結婚に結び付くのかもしれない。社会脳という神経心理学用語を借りるなら、現代の薬物はそのあたりに作用するのかもしれない。

もちろん、それだけではない。時代が変わりＩＴ時代になり、直接出会わないでもブログで交流し結婚に近づくというのも、人嫌い・社会嫌いな病人には好条件かもしれない。

しかし実際に結婚生活に入ると、二人だけの生活の対人距離が小さいだけになかなか持続は難しい。「接近への恐怖 fear for intimacy」（フロム－ライヒマン）という昔の精神療法用語を思い出す。たいてい一、二年で破綻する。相手がシゾイドだと意外にいいが。

サポーターは絶対に必要である。たとえば、母親が死亡すると途端に破局を迎えた例がいくつかあった。あっけなく潰れた。

たいてい病名ないし真実は伏せられている。このごろでは「うつ」という隠れ蓑的病名も多用される。次の男性例のように、相手の女性とその母親に自分の病歴を話し、さらに主治医に引き合わせるというようなケースはまれである。

4　私の期待するある男性の結婚

今年四〇歳になる私立高校の社会の先生。彼は一昨年三五歳の初婚の婦人と二年の交際期間を経た後、結婚した。

結婚の半年前に本人から申し入れがあった。婚約しようとしている女性本人とその母親を同道するから、自分の病気についての彼女らの質問に率直に答えてほしい、と。

私には初めての経験だったが、快諾し、婦人とその母親に診察室で会った。彼女たちの話から、男性がすでに包み隠さず自分の病気について話していることがわかったので、私は彼の病状と今後の予想について意見を述べ、私以外の医師に聞くのも一法であろうから、その場合はこういう人がよいのではないか、と推薦した。

さらに拙著『精神病』(岩波新書)を渡し、この病気が今日どういうわけか軽症化していること、治療薬も進歩していること、社会保障制度もゆっくりだが充実に向かっていること、晩年軽快という現象がまれならず見られることなど、楽観的な見通しを付言することも忘れなかった。主治医は楽観的な人のほうがよい、と言ったのは誰だったか忘れたが、私も似たような印象を持っている。

その後、二度ばかり女性自身の来訪があって、結婚に至った。そして結婚後、彼女自身が報告に私のところに二度きた。

結婚してから二年経つ今日「普通の夫婦げんかをする夫婦になった」と彼は言う。いまの薬はアリピプラゾール六ミリグラムのみで二カ月に一度の通院である。まれに軽い幻聴体験があるが仕事や会議に支障はない、と。

五〇年前と違って「統合失調症は治る」という言葉にこのごろときどきお目にかかる。この人を見ていると、そういう表現があたるかも、と思う。昔からこの病気の人にも軽症の人は少なからずおり、社会復帰、結婚、挙子もまれには可能だったが、しかしこの人のように、ルーチンの高校教師のみならず、（学内とはいえ）選ばれて委員会の議長を何期も務めるような例はいままで知らなかった。もとの性格が同調性格（synton）で、穏やかな社交性の持ち主であったことも関係が大きいと思う。診断も気分障害（躁うつ病）とミックスするところがあるかもしれない。きれいなうつ周期はないが、ときどき軽躁かと思う短い時期が後述のアナムネーゼのなかに現れている。あるいは非定型精神病（満田久敏、林拓二）に入れてもよいかもしれない。

今後一〇年、二〇年、三〇年をたどりたい。私の寿命はそこまでついて行けないから、カルテを同様な関心を持つ医師に引き継ぎたいと思っている。

この人の私の初診は一〇年前の再発期だった。当時三〇歳の彼が急性の幻覚妄想状態に落ち入り、校長先生の紹介で外来へ来た。しかし外来でのハロペリドール九ミリグラムの治療では無理と思われ、近々入院させようと家族と相談するところまでいったが、リスパダールに変えたことも幸いしてか、次第に落ち着き、外来治療を続けて今日に至る。しかし幻覚がなかなか取れず、学校教師としての社会復帰に一年半かかった。一時、軽躁状態に陥ったこともあった。市中の公立図書館での読書訓練を経て、発病一年後（講義をしない）職員室出勤、東京への講習会参加などの経験を経て復職した。

発病したのは一九歳、大学二年のとき。自宅を離れていたので、自分で大学病院を受診。自分ではうつ病と思っていたが、当時の薬を見るとフルメジンとあったので、医師は統合失調症と診断していたのだろうと彼は言う。あるいは離人症だったかもしれないとも。読書がさっぱりできなかったと言う。

それでもこの人は平均以上の社会適応力を持っていたようだ。大学卒業直後、縁あって英国へ一年研修に行くメンバーの一員に選ばれた。平均的な病人にはないことだ。帰国後その経験を買われて、私立高校に教員として就職した。

5　診察を好きになろう！——結語に代えて——

いつのころからか私は「自分の研究室は診察室」と広言するようになった。内科医や外科医も含めて臨床医必ずしも診察好きとは限らない。外来診察の義務がすんだら、一刻も早く研究室に帰りたい精神科医も意外に多い。しかし精神科医として〝長く〟かつ〝面白く〟過ごすには「診察を好きになる」術を会得するのが第一歩かと思う。

診察と言っても二種類ある。

一方の極に診断と初期治療を重視する純医学的診察があり、他方に病気を持つ人と家族の生き方を縦断的に追い、経過に（ちょっと非医学的な言葉だが〝運命〟に）寄り添う臨床がある。後者は二〇世紀後半に始まった精神医学プロパーな臨床である。

私は後者を選んだ結果、五〇年の間に数多くの病人諸氏の少し不幸な人生に立ち会ってきた。家族や関係者と一緒にときに喜び、ときに嘆きながら生きてきた。一九五二年に医学部を卒業して入局した医局は当時ヨーロッパ医学の強い影響下にあった。そのなかでも、人間学派と呼ばれた流派に惹かれた私は、いつか診察日を前にして「今日はどういう人に会えるか」と半ば楽しみにするスタンスを身に付けた。初めに出会った先輩方や同僚の影響は大きい、と振り返ってつくづく思う。

念のため附言すると、〝運命〟と言っても奇想天外なそれではない。病跡学がねらうような傑出人のそれを探すのでもない。上述のように、ごく平凡なケースの人生の小変化に感動する神経を大事にするだけである。

最後に一言。診察が好きなら、五〇歳を過ぎて第一線を退いてから、外来クリニックの医師になる道がある。そのほうが常識もできており、生活にあくせくすることもなくなっていてよい。言ってみれば二度、精神科医を生きるのはどうか。

精神医学における内因性概念について今一度（二〇一三）

――そして薬物療法と小精神療法の協働の勧めも――

1　またしても内因性概念を問う

これは「精神医学における内因性概念について――クリニック外来での一考察」（『外来精神医学という方法』みすず書房、二〇一一、一八七―一九五頁）の続編のつもりです。どうもこの内因性という概念は私にとっては悩ましい。なくてもよいようだが、ないと困る。しかしその曖昧さは否定しがたい。それをクリアにするために何度となく小文を書く。これが何回目かになります。

欧州由来のこの内因性という原因概念は、二十世紀末ＤＳＭ（一九八〇）やＩＣＤ（一九九〇）によって（もともと英米ではそんなに使われない概念だったが、重ねて「臆断を排する」という意味においてであろう）消去されてしまったので、日本でも中年未満の精神科医ではまったく念頭にない人も少なくないと思います。生物学的研究者はもとより臨床研究をする人でも、原因は考えずにラベルを正確に貼るのがよい、と教えられているはずです。その方々にとっては私がこだわる理由はあるいは理解できないかもしれません。

だが、私たちオールド・ボーイにとっては（性格障害を除いて）精神疾患を原因的に脳器質性・内因性・心因性と三分する仕方を初手から叩き込まれたせいもあってか、今でも捨てがたい「味」を感じます。それはやはり（本書の主題である）「全体の科学」的だからでしょう。

ＤＳＭやＩＣＤの視点は、どちらかというと神経学的で、「部分の科学」的です。細部を抑え、確定してから「全体」を考えるという手法です。しかし、本書の論文でも随所に述べたように、古風なわれわれはまず「全体視」から入る。性格、人格、生活史、エネルギー水準などというように。正確にいえば、「部分」をもちろんチェックしながら、同時に「全体」を考え、そこからもう一度「部分」を点検しなおすという往復運動を致します。例を今日数多い軽症うつ病にとれば、抑うつ気分、自殺観念、抑制、日内気分変動、不眠などをチェックしながら、一方で病前性格とか発病状況とか生活史といった大まかなニュアンスをつかみ、今一度そこから個別症状を見直します。これは神経学ならぬ精神医学の診察の特徴ではないか。

そもそも原因概念をまったく意識しないで精神科の臨床分類をすることは可能でしょうか。私はありえないと思っています。早い話が、ＤＳＭでもＩＣＤでも最初の章は脳器質性疾患によって占められています。しかも入念で細かい。精神医学の臨床では、いかに新米でもまず「脳器質性」をチェックできるスキルを身につけなければならない、という古来の鉄則があります。これがここでも踏襲されている。ＤＳＭやＩＣＤも原因分類をまったく排除しているわけではないことがわかります。

2　脳器質性精神障害と内因性・心因性精神障害の落差

このテーマも前著（「精神医学における内因性障害について」）で少し触れました。今日のように、脳へ効く薬物が複数になり手軽に使えるようになると、そしてイメージングの技術が進歩し、多くの脳画像がこれまた手軽に得られるようになり、いってみれば神経学と精神医学の距離が一時代前より少し縮まった今日、脳器質性と内因性の区別を今一度考える必要があるのではないか。すでに早くクロールプロマジンが出現した時、もう二つを区別する必要性はなくなったのではないか、と問題提起した生化学の大家がおられたのを思い出します。この二つの区別は薬物が一段と進歩した今日、あらためて問う要があるのではないでしょうか。

もちろんこれまでにも「内因性」概念についていくつか優れた解説があります。私が好きなのは鳩谷龍が一九六三年に教科書に発表した図です（図1）。これは満田久敏（一九一〇―一九七九）の非定型精神病という日本発の内因性精神病の一型の位置を示すための図でした。二十世紀のドイツ精神医学の考え方とフランスのエイ（一九〇〇―一九七七）の考え方を過不足なく取り入れたユニークなものです。左から右へとてんかん、躁うつ病、統合失調症（分裂病）の三つが並び、縦軸には「意識野の解体」の程度が、横軸には「人格の解体」の程度が示され、非定型精神病の位置は躁うつ病の「下」で、その病像は躁うつ病より意識野の解体が進んだ状態として記載されています。そして周辺に既知の発作型がいくつも記入されています。私が一番評価するのは臨床におけるその実用性です。今でもよく通用します。

エイの考え方については詳述する余裕がありませんが、DSMにはまったくない「全体の科学」的視点なので本書の性格上少し解説させてください。エイの説を説く人がいなくなったのかと案じていたところ、最近、大東祥孝著『精神医学再考――神経心理学の立場から』（医学書院、二〇一一）という好著

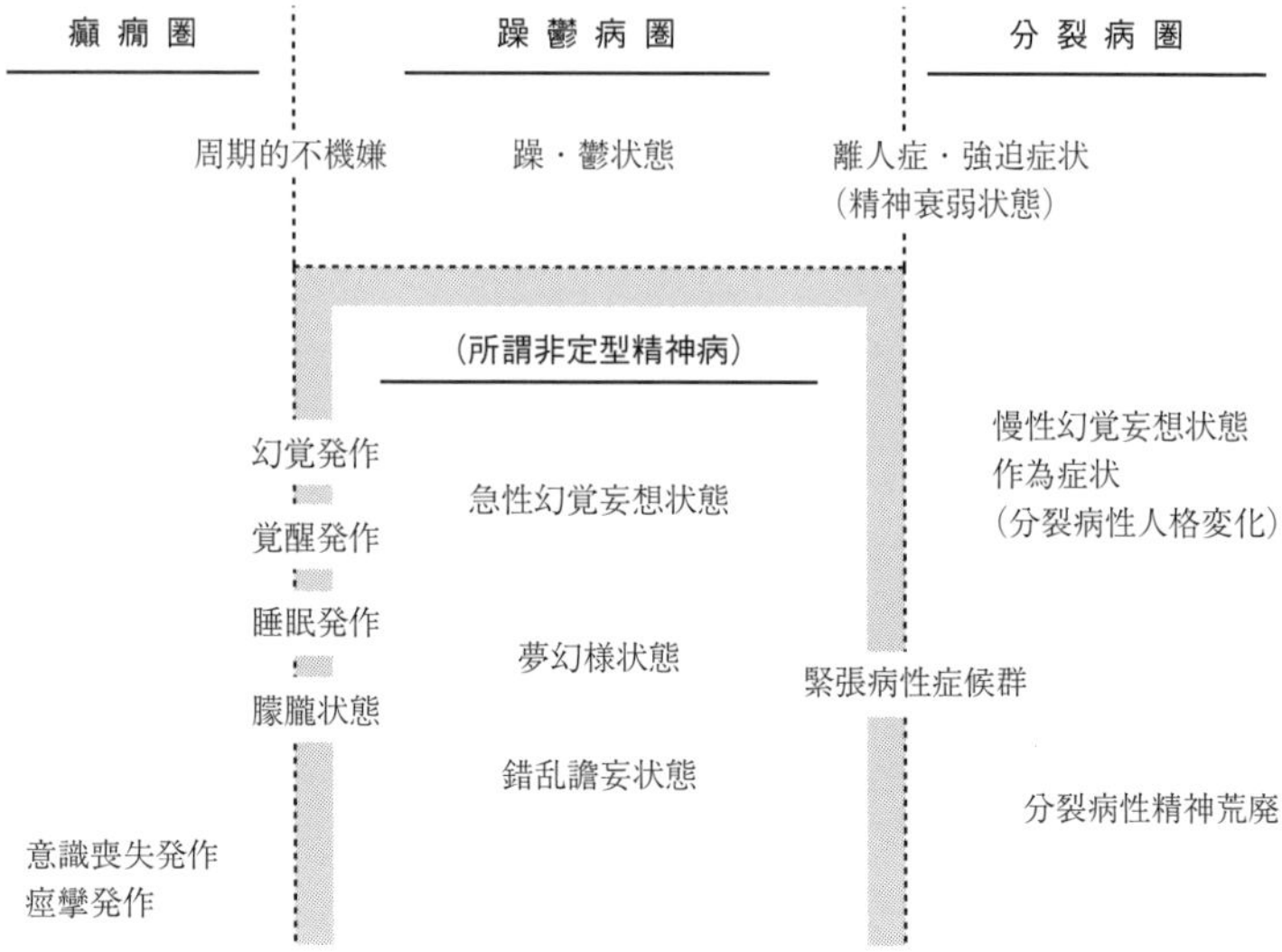

図1 (鳩谷による)

を得たので、そこから引用してみます。

エイによれば「意識野の解体」と「人格の解体」は「意識存在の病態の二つのあり方」です。人間にはそのときどきの「体験の意識」があります。これは横断面的で、その都度のものです。しかし人間は、その経験を縦断的で歴史性をもった「自分の」体験にする。そこは「自己の意識」と呼ばれ、ここに人格とか生活史とかいう問題が生じてくる。前者の「体験の意識」の病理は意識野の解体であり、急性精神病を特徴づけるのに対し、後者の「自己の意識」の病理は人格の解体であって、慢性精神病を特徴づける。したがって人格の解体と、別の表現をすれば意識の病理の通時的な側面を指し示すもので、その意味では「人格は意識のうちに含まれる」概念である、と。

内因性領域についてのこういう優れた解説はすでにあるのですが——それは非定型精神

病の位置づけを考えるところから生まれたものですが——私が付け足したいのも同じように今日の外来精神医学の経験から、内因性と器質性、内因性と心因性といったお隣の関係です。そして少しばかり治療法にも言及したいのです。

私が到達している仮説は前著で述べました。繰り返すと次のようです。「脳の病変が直接的無媒介的に精神症状を生み、両者の間に〝隙間〟ないし〝隔たり〟がほとんどないか、まったくない場合を脳器質性といい、脳の病変と精神症状の構成との間に結構〝隙間〟ないし〝距離〟があって、その間に人格だとか個人の運命だとかが介入してくるので、いきおい症状も経過も多様になる。そういう場合を内因性といってはどうか」

薬の効果も、内因性障害に対しては薬物精神医学が教えるほどには一様でなく、時にとてもよく効果があらわれるのに、ときにはまったく駄目ということも起こりうる。こういう凹凸は脳器質性の場合にはより小さいのでないか。

躁うつ病や統合失調症に小精神療法が必要なのも、この隙間があるから、といってもよいと思うのです。老年認知症にも小精神療法を是非に、とはさすがの私も考えません。小精神療法は中庸にして持続する治療意欲とそれに対応可能な医師患者関係をベースにするからです。認知症にケアとしての精神的保護はもちろん必要ですが、それは小精神療法ではない。同じ統合失調症でも小精神療法の向かない人もいます。昔から知られていることですが、破瓜病、緊張病、さらに視点を変えて群馬大グループの「生活臨床」派がいう能動型などは医師患者関係の構成が難しいので、小精神療法の対象にはなりにくいでしょう。

同時に、内因性障害に対する場合、抗精神病薬の精神状態への効果を「ただちに」、たとえば脳内の神経伝達物質の変化のみによって、説明しようとするのは軽率ということになります。「距離」があり、「隔たり」があるから、脳の変化が即症状の変化、ということはないはずです。すぐには結び付かない。そこには（神経学ではなく）精神医学をやるものの禁欲ないし学問的抑制がいる。ヤスパース的にいえば、フロイト的な「過剰な了解」にならぬよう警戒するとともに、もう一つ、現代では生物学的に「過剰な説明」に陥らぬよう禁欲する要があるのではないでしょうか。こういう考えは先人の概念でいうと、écart organo-clinique（エイ）に近いか。

3　内因性精神障害と心因性精神障害の垣根が低くなった。いっそのこと一つにして「内因性・心因性障害」としてはどうか。

むしろＤＳＭの新味は、内因性と心因性の間の垣根を低くしたことではないでしょうか。さらにいえば、第Ⅱ軸（パーソナリティ障害）をも「内因性・心因性」のところに近づけたことでしょうか。今日のクリニック外来ではパーソナリティ障害の重篤なものはほとんどみられない。せいぜい境界型、演劇型、分裂型くらいで、そうなると内因性障害とも心因性障害とも区別しにくい。

このことについてもある程度前論文で触れました。要するに、「何パーセント内因性か、何パーセント心因性と考えてはどうか」。さいわい、この二つをとりわけて区別せずともよい時代になった、というべきか。とくに外来クリニックのように軽症の人が多く来るところではこの区別はしばしば付きにくく、付くとしても時間が少したってからでないと可能でない。初診時にこれを区別することはしばしば無理だし、する必要もない。脳器質性疾患さえ早目に区別できれば、それ以上の診断は後からゆっくりやればよい。クリニックでは診断よりも治療を一刻も早くはじめる必要がある。今日でも精神科の敷居はまだまだ高くて、これをまたぐ人は相当の覚悟をしてこられる。私が診断より治療が先、と考えるのはそのためです。

区別があまりいらなくなったといえる理由のもう一つは、薬物療法のレパートリーが増えて、精神病でない、いわゆる神経症状態にも比較的大たんに薬物を使うようになったからではないでしょうか。精神科医が薬物を頻繁に使うことに世上必ずしも評判が良くないが、早く楽にして上げるには今のところベースに適切な薬物治療を置くのがよい。長期にわたる神経症状態に、あるいは不安の異常に長期化する場合、経験上、神経症用とされる抗不安薬のみならず、元来躁うつ病用の抗うつ薬や気分調整薬や統合失調症用の抗精神病薬をごく少量使うことは、合理的なように私には思える。最近の米国の大規模な実証研究でもそういう意見が増えてきた。つまり精神病用の薬物をはじめ思ったよりも広く使う、という発想です。

アンリ・エイや村上仁ではないが、神経症の状態にもそれなりの生物学的基盤がある、と考えれば薬物を助っ人として使って悪いわけはない。神経症に純粋に心因のみが想定されていた時代に、彼らは大胆にも生物学的基盤を考えた。それは先駆的だったといえるが、彼らが考えたのは脳起原の心的エネルギーの水準の高低、といういかにも「全体的な」精神医学概念らしく漠然としたものだった。が、今の神経学的精神医学は重篤な心因反応にもＭＲＩによって脳の一定部位の実質的欠損を証明したりする。もっともそれが原因か結果か、はたまた別の時系列の出来事か、まったく判然としないが。

一九五五年ごろ、ブロームワレリール尿素しかなかったところへベンゾジアゼピン系の二三の抗不安薬が生まれて以来、精神科医は神経症患者にも原則、薬を土台にして面接するようになった。その効果はそれほどはっきりしたものでなく、ときとして慢性投与になるといって識者から叱られますが、統合失調症とか躁うつ病になるともっと薬の効果ははっきりしていて、薬を使った方が精神療法（サイコセラピー）の効果がでやすいという印象を私などは早くからもっていました。私は人に嗤われながら、軽症の総合失調症に精神療法的に対してきたのは、薬物療法という一定の効果のある手段を得たからだったといえます。

パーソナリティ障害にも薬が効くことがまれならずある、と外来医として思うのです。とくに男子のひきこもり症、性格的にスキゾイド、スキゾタイパルの人には一度は抗精神病薬を使ってみてはどうか。私は少しばかり強迫性のある人（私は昔「類強迫性」という言葉を使ったことがある）が適応だと思う。しかし漠然と薬物を投与するだけではない。その上に「薬物療法を補完する小精神療法」を加える。精神療法というがひきこもりの人の心因性・神経症性部分に対してよりも、むしろ内因性部分に向っておこなうのが私の年来のやり方です。次に節を改めて少し詳しく述べますが、診察室での対人関係、要するに医師患者関係に注目しつつ、彼らの深層心理的内面よりも対社会的行動という「外面への関心」を話題にするのも私の「小」精神療法の特徴です。毎回、今週はどういうことができたか、どういう変化が家族にあったか、などと日常生活にまつわる会話を誘導しつつ、感情表現の展開を記述していきます。いわゆるラポールです。小精神療法が多少成功しだすと、挨拶ができるようになり、疎通性がよくなり、笑顔が増え、着衣が変わってくる。診察室での医師患者関係の上での「社会性の向上」といってもよいと思います。

また中年の教養ある紳士で、長く抗うつ薬のごく少量を外来へ几帳面に取りに来続ける人も複数います。少量だし、肝機能の数値が変化するわけでもないし、依存的になることもない。服用していると明らかに気分の安定があり、知的能率がよいので続けたい、といわれる。生活史を遡ると、あるいは躁うつ病的だったかと思われる不調期を過去の一時期にもったこともあるようにもみえる。しかしわからない。今後、われわれがもっと長期経過を追うようになるとこういうケースに会うようになるでしょう。なかには随分の量の抗うつ薬を長期にわたって常用している人もいる。それによって社会的活動力を保っておられる。躁うつ病をフォローしてその経過を研究しない精神科医が知らないだけです。逆に言うと、それぐらい服用しても、抗うつ薬には大した副作用はない。

こういう人に会うのは多分外来クリニックが一番多いでしょう。隠れた病像があると思います。今日流行の青年期の新型うつ病というのもその一つかもしれません。しかし、思いだすと、昔、「ノイローゼ」という言葉が流行したことがありました。一九五〇年代、詩人の高見順が流行らせたということでした。（どういうわけか、この当時ドイツ語が使われた。アルバイトなどもその一つです。）今はそれが「うつ」という語に代わった。だから、「うつ」という言葉を使って患者さんが来院したからといって、そのまま内因性うつ病と考えるのは早計でしょう。少なくとも最初のうちは「関与しながらの観察」（サリヴァン）でいくしかない。診断書を求められたら、一週間とか、せいぜい二週間程度にすべきです。初診からいきなり三カ月もの診断書を書く医師が現にいます。こういう無防備な医師が自称うつ病患者に狙われるのではないですか。

初診患者の診断よりも、私は開業医諸兄姉が「なかなか回復できない慢性うつ状態」にもっと関心を向けて下さることを希望します。内因性障害はしばしば慢性化する。統合失調症については精神科医は本能的にそのことを知っているが、躁うつ病、うつ病についてはむしろ長期化すると「神経症化した」とみて何か患者側の作意を警戒する悪いクセを持つのではないか。この場合、神経症化とはヒステリー化です。しかし。躁うつ病にしろうつ病にしろ、少なくとも初回のエピソードは三年はかかると覚悟した方がよい。事実、三年くらい診ているると、良くなる人が結構いる。三年を診続けるのは医師にとってそんなに大変ではありません。三年もかからない人はラッキーと考えたい。

4 「薬物療法を補完する小精神療法」の具体像

(a) 「症状」や「疾病」の奥に控える「人間」について控え目ながらつねに関心をもつ。それゆえに小ながらも「精神」療法と呼んでよいと思うのです。(図2)

「人間」というだけでは少々漠然としすぎるなら、より限定的に「生活史」といってもよいのです。本書の「まえがき」でも書きましたが、「生活史」は二十世紀の精神療法学が浮き彫りにしたもっとも重要な概念と私は思うからです。「無意識」ももちろん二十世紀に発見された大事な概念ですが、健康保険下で大勢を診察する日本の外来診察室では「無意識」はあまり問題に出来ません。むしろ時間軸の上で展開されてきた「自分史」の方がずっと話題にしやすいと思います。

といっても、予診者によってこまごまと書きこまれる機械的・外的生活史ではなく、面接の度ごとに少しずつ話題に上ってくる可能性のある「内的」生活史です。

(b) 今まで多くの精神療法が神経症圏を対象とし、主として「内面」の微妙な心理を取り上げることに熱心だったのに対し、むしろ「外面」を話題にする点が私のいう小精神療法の特徴かもしれません。

それは軽症の内因性精神障害をも主要な対象とするからです。内因性疾患の大きな特徴は社会参加がままならないところにある。したがって心理的成長よりも社会参加を促すことを優先させるという私の治療方針です。

具体的には「今週はどこへ行ったか」「どういう社会的経験をしたか」「誰としゃべったか」「来週の計画はどうか」といった具合です。こちらから行動を促すこともよくします。「一度デパートへショッピングに行ってみてはどうか」「友人を誘ってお茶をしてみないか」「来月の友人の結婚式には出席してみてはどうか。翌日疲れて一日寝てもいいではないか」といった具合です。あえて常識的にします。

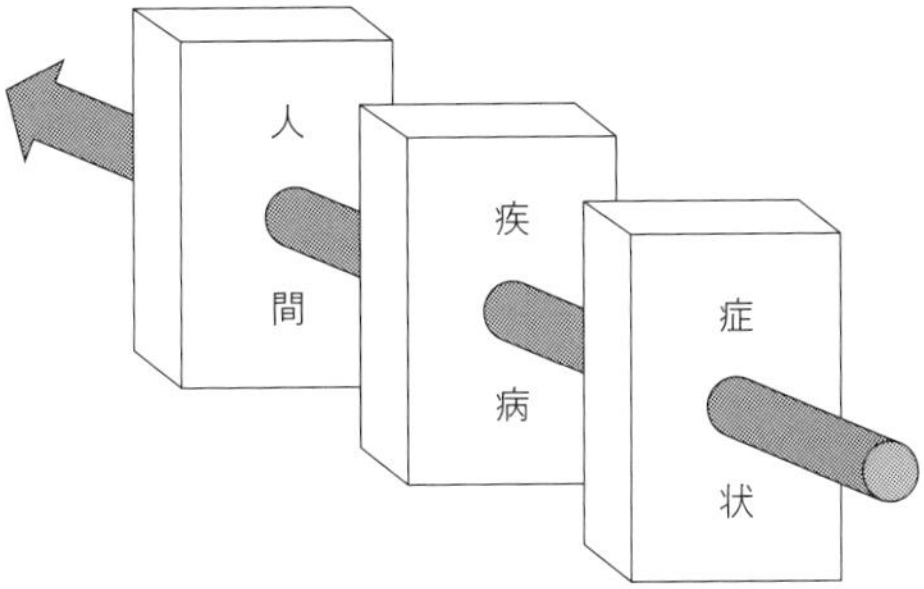

図2　症状の向こうに人間あり

(c)　面接の冒頭に薬物療法の効果や副作用を訊く。

私の小精神療法は薬物療法を補完しようとするものですから、まず今の薬物療法の具合について問診することから始まるのは当然です。いうまでもなく現今のわれわれのもつ薬物療法はまだまだ原因療法たりえないので、初手から投薬した薬がそのまま一番有効ということはまずありえません。効果の具合を訊ねながら量の増減や変薬など、要する試行錯誤を試みなければなりません。そういうこともあって、私は診察の度ごとに開口一番、薬の具合を聞くことにしています。「薬は役に立っているか」「副作用はないか」「残薬はないか」と訊きます。これらの質問はふつう薬物療法の範疇であると考えられがちですが、同時に、すでにもう医師患者関係の上での小精神療法の枠内の会話とも考えています。つねに毎回の面接の導入部分に置くことにしておくと、会話を進める上で良いと思います。

副作用は丁寧に、十分に訊く。とくに身体的な副作用に重点を置いて。精神科医にとってもっとも訊きやすいのは睡眠障害でしょうか。食欲、性欲も訊いた方がよいのですが、性欲はつい忘れますね。不定愁訴的な眩暈や頭痛などは、面倒だがしっかり訊くのがコツのように思えます。こういう症状についてはどこの医師もたいていはまともに耳を貸してくれないからです。不定愁訴の「原因は何か」と問われれば、正直に「現代の医学ではまだわからない」と答え、そして現代医学では「原因はわからないものの、それなりに有効な治療法が開発されているものはたくさんある」とつけくわえればよいでしょう。

(d) 入室時の「全体的な印象」をとらえる。それによる印象診断、感情診断もここでいう小精神療法にとっては結構大事なこと。

私は自分で診察室のドアを開けて病人の名を呼び、室内へ呼び入れます。このときが一番病人の印象をつかみやすいと知っているからです。名を呼ばれての返事の仕方、椅子からの立ち上がり方、診察室へ向けて歩いてくるときの表情、歩き方。それらは何よりも鮮明にその日の彼の精神状態を示します。統合失調症の人が持つ独特の「硬さ」の程度、気分障害の人のその日の気分状態のよしあし、双極性の人の今日の気分状態。ＤＳＭ以前の昔の日本の精神科医が大事にした印象診断、感情診断です。これは外来医には今も役にたちます。

ついでにいえば、長時間コックピットのような椅子に座って動くことの少ないクリニックの医師にとって、患者一人一人のために立ちあがってドアまで歩くことは恰好の運動です。

(e)　精神症状の問い方。

第一は「悩める者への畏敬」といった感情を失わないこと。個室でおこなう精神療法にはこれが絶対に要る。これをどうしても持てないという人は精神科の診察室に入らない方がよい。

第二に経過上次にはどういう症状が来るか、を医師がある程度予測できることが望ましい。そうでないと予診者と同じで、その瞬間の症状しか見えない。私のうつ状態の経過図（図3）はそのための一つの仮説です。それはおおまかに軽度の外来うつ病を「不安抑うつ感の去らないステージ」「苦痛が去ってもなお主観的・客観的に抑制感が主導するステージ」「主観的・客観的抑制（おっくう感）が去ったのに喜びの感覚がなかなか出てこなくて社会参加に難渋するステージ」に分ける。これは精神症状を横断面の一エピソードと考えるのではなく、人間の縦断面の一コマとしてみようとするものです。

このごろ私が関心を持っているのは、治療抵抗性のうつ病の人が膠着状態から脱して治癒への一歩を進めるとき、どういう症状が起こりうるかです。それがわかると、もう少しだから、と激励するとき力をあげることができるからです。今のところ注目しているのは、週のうち一日くらい「ラクな日」が出現する、という私の言葉でいうと「三寒四温」が顔を出すことです。次の週はまったくないがその次の週には週のうち二日「ラクな日」がある、という具合です。こういうとき、「ラクな日」だけの出席をみとめてくれるデイケア（ないしリワーク）があると助かります。

(f)　狭い診察室にもそれなりの「社会性」があり、面接は短い時間であってもその育成を計る。

いわゆる医師患者関係です。中庸の、変動の少ない関係が続くことをよしとする。少し古風に思われるかもしれませんが、私は挨拶がどれくらいできるか、衣服は乱れていないかなどにも注意を払うこと

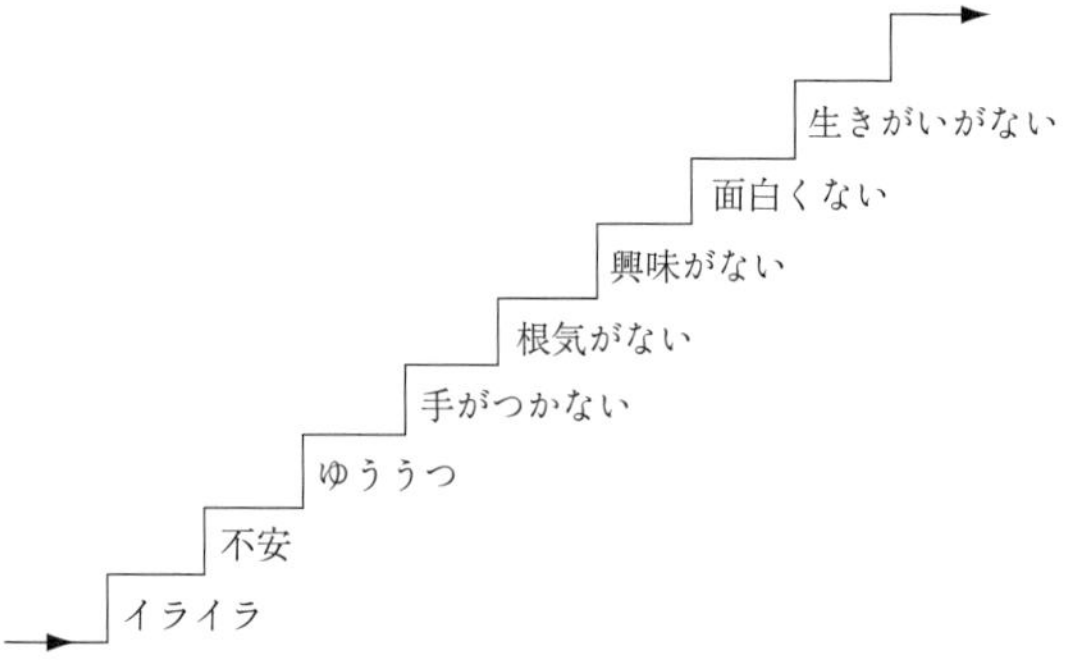

図3　うつ病の心理症状の消えていく順序

にしています。挨拶はこちらから先にします。反応を診るためです。足らざるところは教える。これは私が老人だからできることかもしれない。医師はすべからく教師でもなければならない、というのが私の（必ずしも達成できていない）信条です。たとえば、帽子をかぶったまま入室したがる青年には対人不安症状を問診すると同時に、二人だけの診察室では勇気を出して素顔をみせるよう促します。帽子もマスクも間違いなく覆面道具のようです。そしてこの診察室は独特の絶対の空間である、と説明します。逆に引っ込み思案の女性の場合、その衣装のセンスの良さを褒めることも辞さない。これも老人の厚かましさでしょうか。

(g)　たまたま起こる人生の出来事を捕まえて内面的な会話を試みる。

二年三年と長時間付き合っていると、その間に患者さんの身辺にいろいろのことがおきます。概して不幸な出来事の方が会話を深めるのに有意味のことが多いと思います。たとえば大事な家族の死、親とか配偶者のがんの発病、そして死、配偶者との不仲、別居、離縁といった出来事、もっとよくあるのは子供の登校拒否、姑との確執、認知症の発病などなど。その他、若い人なら失恋、落第なども。

小精神療法では原則精神分析のように「内面への立ち入り」はしないのだが、こういう場合は躊躇なく内面の会話を展開する。そしてその効果は大きいと思う。慢性内因性うつ病の人など意外に心理的・人間的成長可能性を残しているものだ、と改めて感心させられることもよくあります。

(h)　うまく物事が運んだ時など素直に喜びを伝え激励する。

このあたりはまったく常識的でよい。そういえば小精神療法は常識を大事にするのも特徴です。誰でも出来るように。そういう意味もありますが、もう一つ常識の持つ強靭さを頼りにしているところがあります。その意味では認知療法に近いところがあるかもしれません。「良くなってきた」「なかなか超えられなかったハードルを越えた」と遠慮なく言い、激励します。

5　「人格の心理的成長・成熟」という治療概念

二十世紀後半の力動心理学の成果の一つは「人格の成熟」について仮説を語ったことでしょうか。そして精神療法の効果もまた「人格の成熟」の度合いによって計られる、と考えました。一番明確かつ詳細に仮説を構成したのは自我心理学者のE・H・エリクソンではなかったでしょうか。

この人は、人生を八期に分け（乳児期から学童期を経て青年期に至り成人期から成熟期あるいは老人期？に達する）、それぞれに達成すべき心理的課題を掲げました。著作の多い人ですが、主著は『自我同一性——アイデンティティとライフサイクル』（一九五九）で、日本でもよく読まれました。故小此木啓吾先生の訳本（誠信書房、一九七三）があります。私も『青年期』（中公新書、一九七七）を書くときに大いに参考にさせてもらった。青年期の発達課題を「同一性獲得」としたのは当時の時代背景において納得できる見事な記述でした。しかし当時から感じていたことですが、エリクソンのように正常人ならびに神経症を中心にするにしても人生八期のすべてにおいて正確には発達課題を設定することはなかなか難しい。どうしても一部は作文になる。どうも診察室のプラクチカルな治療目標として「人格の成長・成熟」を掲げるのは難しいように思えます。この優れて全体論的な概念はチェックリスト化するのに最も困難な一つかもしれません。

人格の成長・成熟概念の今後についての私の期待と懸念は、先に『再び「青年期」について』（みすず書房、二〇一一）の「まえがき」のなかで、また同書内の「クリニックで診る青年の「ひきこもり症」」のなかで述べたので繰りかえしません。

読者によっては、そもそも神経症ならざる内因性疾患について治療による「人格の成長・成熟」を考えることができるのか、と疑問符をつける方がおいででしょう。私は外来統合失調症には少なからずそういう期待の可能な人がいると経験上思っています。もちろんそうでない人もいます。感情障害についてはいろいろですが、双極性障害の人の方によりその印象が強いと思うのはどうしてでしょうか。長く診るから当然変わる可能性が高いからかもしれません。要約的にいえば、臨床症状のレベルと脳のレベルとの間に「距離」があるほど成熟概念によって説明できるような治癒が望まれる、といえましょうか。私の実感ですが（ということは、少しも客観化できないことなのですが）私がこの年齢になっても毎週勇んで（?）診察に行くのは患者さんに何がしかの人間的変化が今週もおこるかも、と思うからではないかと思うのです。たとえば、うつ病の症状がよくなるというだけでは飽きがくる、のではないでしょうか。もっとも、私の年齢になるといわゆる世俗的な快楽への要求度は小さくなっているようで、他にすることがないからかもしれません。

ここで私の診察室の経験として一つ付け加えたいのは、人格の成長・成熟は必ずしも精神療法によってしか実現できないというものでもない、ということです。薬物療法だけでも人格的成長に資する場合がないわけではない。

たとえば、長く軽い躁うつ病的気分変動に悩まされていた人が気分安定剤（炭酸リチウムとかバルプロ酸ナトリウムなど）によってそれから多少とも開放されると、この人はこんな人だったのかと驚かされるほど成熟した顔をみせることがあります。二十歳台後半から三十歳台の人に多いように思います。人格の成長のための前提条件としてまず生物学的レベルを整えることが意外に大事で、しかもある程度今日の精神科医はそれを可能にしているのではないでしょうか。頻繁に起こる不安発作も類似の対象の一つです。パニック発作が間遠になり、社会参加の度が上がると成熟度は明らかによくなると思います。パニックの薬がもっともっと良くなることを望むものです。軽症統合失調症でも同じです。人格の成長には、ともあれまず生物学的安定（あるいは脳レベルの安定）が基礎要件として大事です。薬が対人社会への過度の緊張もゆるめてくれます。できればその上に上述した小精神療法を載せてその成長を確実にしていこう、というわけです。

6　結　語

「まえがき」でもし可能なら、生物学志向の若い精神科医に本書の御一読をお願いできないか、と申しましたが、本書の「あとがき」に相当するこの章を書いているうちに、少し幅を広げて作業療法士、精神保健福祉士、保健師などコーメディカルの方々で「全体の科学」に多少御関心のある方にも、「まえがき」と本章とを斜め読みしていただけないか、と思うようになりました。

精神医学はますます生物学志向を強めています。それだけに図2の「人間」にはなかなか手が回りかねるのが実情でしょう。私が精神科医になった一九五三年ごろは、大学の精神科に非生物学志向の教授のいるところが少なくとも十校程度はあったのですが、その後精神病理学は急速に力を失い、今やほんの一、二校になってしまいました。現代の精神病理学が生物学派より発明発見をしそうな気配を持つわけでは決してないのですが、本書の表題のように「全体の科学」のためには、精神病理系の人がまったくいない教室というのは困るのではないでしょうか。精神療法をしない精神科医が普通になり、内科医外科医と同じようにムンテラしかしらない精神科医ばかりにならないでしょうか。

さいわい医学部にはコーメディカル・コースがあって、すでに年輪を重ねています。なかでも作業療法の学科などは「人間」に近いのではないか、と思うのです。

作業療法と書いて、昔のことを一つ思い出しました。薬物療法のまだない時代のことです。破瓜緊張病型の一人の青年男子患者が院外作業療法の時間にたまたまそのころ流行していた三角ベースボールに参加しました。幸運にもそのときの男性看護師には野球のうまい人がそろっていました。彼らにつられて、いつのまにか彼は見事なグラブ捌きをわれわれの眼前で披露していました。彼は名門野球部の出身だったのです。しかし病棟へ戻った彼はこの病気特有の無表情と姿態の硬さに戻りました。そして精神科の作業療法とは社会参加へ向かう精神療法の別名ではないか、思ったことを思い出しました。薬物療法がさかんになってから、こういう素朴な驚きを私は忘れています。

解　題

（論文名は初出にしたがった）

1 「概説」　　　　『岩波講座 精神の科学 1』岩波書店，68–86 頁，1984 年（7 節のみ抜粋）

岩波書店から出版された「精神の科学」という，11 巻からなる叢書の第 1 巻に書いた序論の中の一章です．そもそも叢書名になった「精神の科学」がそこで編集諸氏と計って使った新語で，いうなれば精神現象を精神現象に「ふさわしい仕方」で研究する学問分野というほどの意味でした．脳と心，神経（医）学と精神医学，部分視と全体視，説明と了解（ヤスパース）．そういった二項対立をやむなく内に抱えながら，同時に両者をできるだけ統合するにはどうするのが「ふさわしい」か．デカルト以来の二元論を当然として発展してきた医学の世界ですが，「脳と心の関係」が問われる精神科ではせめて一・五元論くらいでないとうまくいかない．「ふさわしい」といったのはそういう意味です．中点性とか中道といった妙な言葉を使っています．文献を読みましたが，こんな妙なことを言っている人はいませんでした．誰か一人でもいてくれると助かったのですが．

ちなみに，これは本書の 2 と 3 とした 1960 年代の人間学的論文の，20 年後に書いた続編です．私の感触としては 1960 年ほどには反響がありませんでした．その 20 年の間に精神病理学研究から脳研究，神経学的研究にウエイトが移っていたからでしょうか．DSM－Ⅲが出版されたのは 1980 年でした．

2 「内因性精神病の発病に直接前駆する「心的要因」について」

精神医学，9 巻，403–412 頁，1967 年

これは私がはじめて書いた精神病理学的論文なので，当時のことは容易に思いだせます．引用文献が示すように，当時の日本ではドイツ精神医学，いやドイツ精神病理学の全盛期で，周囲にも平沢一，木村敏，藤縄昭といった同学の人々がいて，活気がありました．同時期に出た平沢一の『軽症うつ病の臨床と予後』（医学書院，1966）も巻末の 500 を超える文献欄のほとんどがドイツ語圏のものでした．ドイツ文献の引用をほとんど見なくなった今日から思うと，不思議な気がします．わずか 40 年前のことです．

1967 年というと，時代的にはすぐそこに精神病理・精神療法学会の設立がありました．こういう学会があるのはどうやら日本だけのようです．この学問が日本で一番熟していたころだったのでしょうか．事実多くの精神科医の参加がありました．しかし，ほぼ同時に大学紛争という出来事も迫っていました．そして精神科医によって精神病理学会は事実上「粉砕」され，しばらく休会を余儀なくされるのですが，1980 年に富山の高柳功先生（有沢橋病院長）らの御努力で富山で再開され，今日に至ります．記して感謝致します．

3 「精神医学における人間学の方法」　　精神医学，10巻，5-15頁，1968年

前年に出した「心的要因について」で暗示的に述べておいた「出立と合体」を材料に，精神医学が人間学を僭称するためになされるべき方法論的検討を述べたものです．この論文の続きが本書の冒頭に置いた「「全体の科学」のために」（1984）になります．この二つの論文は，臨床医が人間学というとき心すべき点を自分の経験に基づいて書いたもので，類書にない，よくいえばユニーク，悪く言えば突飛なもので，いずれにしてもお恥ずかしい次第です．

とくにこの「人間学の方法」を書いたのはまだ40歳になったばかりのときで，内容もさることながら文章が今読むと鼻持ちなりません．世にいう若書きの気負いというのでしょうか．御容赦下さい．

4 「精神病理学の役割」　　臨床精神病理，8巻，195-203頁，1987年

私の妙なクセといってもよいのですが，自分の中で今一つはっきりしない事柄は「論文にして世間に問う」ことにしてきました．これもその一つで実際「精神病理学」の意味というか，内容というか，今一つはっきりしないので，こういう論文を書いた次第です．私は精神科以外の医師や学者にまず説得できることを目的にしています．彼らはなかなかわかってくれなくて，手ごわいですよ．

5 「反精神医学」

懸田克躬他編『現代精神医学大系』第1巻B2，中山書店，91-105頁，1980年

教授会の末席を汚す一員として1970-80年代の大学紛争はつらい体験でした．インターン闘争として火の付いた医学生の紛争に学位ボイコットで応じた内科外科の若手医師が半年もしないうちにはやばやと闘争を終了したのに，精神科の若手医師は律儀にも延々と教授会反対を唱えて30年も戦いました．日本の精神医学界に与えた影響は甚大でした．私自身も「あの紛争さえなかったら」と今でもときどき残念な気持ちになります．しかし，なぜ精神科にだけかくも長く残ったのか，が当時から気になりました．というのも当時活動家であった若手精神科医の多くは精神病理学に関心を持つ人だった．という事情もあったかもしれません．そんなに乱暴者でなかったことは確かでした．精神医学の中に紛争の種になるような事情があるのかもしれない．人間学派であった私はそう考えました．

そういうわけで例によって多くの文献を探し，反論も研究し，この総説を書いた次第です．当時，この論文を読んである精神科医は私に向かって「あんたはどっち派か」と真剣に聞いたことがありました．

6 「分裂病患者にとっての「社会性」」

精神神経学雑誌，96巻，11号，983-988頁，1994年

この当時，精神神経誌が「生物学派と精神病理学との協同」というテーマのもとに論文を募集し，各号に何編かづつ掲載していました．これはそれに応募した論文です．両派が協同するとなると接点に「社会」を置いてするのはどうか，という平凡な主旨のものです．しかし精神病理学的に「社会」をどう考えるか，は早くからずっと思っていたことでした．一等最初は今村新吉名誉教授の「精神分離症の心理学的説明原理としての社会本能欠陥」（今村

新吉『精神病理学論稿』弘文堂，1948，36–57 頁）という面白そうな題をもった論文に出会ったことに始まります．ここにはフランスの心理学者シャルル・ブロンデルの「病的意識」という書物の内容も詳しく紹介されていて，今村の自説「醜と奇」と対比されている．ブロンデルの書物も読んでみたい．そう思っていたのですが，とにかく今村のこの論文は恐ろしく難解なのです．とうとうそれ以上に出ずに今日に至りました．

次はスチューデント・アパシー研究で，この青年たちが忌避するのはどういう社会なのか，と考えました．彼らは車に乗ってどこへでも行きます．対人恐怖症様の，あるいは不安病一般のような社会への参入に物理的制約は一切ありません．妄想病のような人間一般への不安もありません．対人関係がとくに下手とも思えません．今のところの私の解釈ですが，優勝劣敗をことのほか重視する資本主義的モノ的社会を忌み嫌うのでしょうか．社会性の回復は内因性精神疾患に通有の弱点ですが，それぞれの疾患によって回復すべき社会性が少しずつ違うのではないでしょうか．

社会学者の書物を読んでも今一つピンときません．神経学的にいえば，つまり部分的にいえば「認知機能の欠陥による」障害でよいのかもしれませんが，「全体の科学」の立場からいうとどういえばよいでしょうか．

7 「心理学的精神医学の提唱」 臨床精神病理，20 巻，187–194 頁，1999 年

前年に精神病理・精神療法学会の名誉会員に推挙され，その記念に広瀬徹也会長のもとでおこなった記念講演です．もう一人，たしか米国サンディエゴのアキスカル先生が講演されたので大変実りのある会でした．私の講演はそろそろ 20 世紀の終焉とともに生物学的精神医学に押されて精神病理学は退場を余儀なくされるのではないか，ここはいっときの敗北を認めて，心理学系の精神医学会のすべてを糾合し，生物学的精神医学会の向こうを張って心理学的精神医学会と称してはどうか．そういうラディカルなことを申したのでした．果せるかな誇り高い精神病理学からは何の反応もありませんでした．

しかし，最近の様子をみていると生物学派も心理学派も内部に小学会を乱立させて留まることを知りません．それぞれがタコつぼのなかで議論することになります．困ったことです．

8 「精神病理学と人間研究――学会名に「精神療法」の復活を祝して」

臨床精神病理，28 号，7–13 頁，2007 年

日本精神病理学会の会名からいつからとなく消えていた「精神療法」という文字が回復したことを祝って，精神病理学・精神療法学会でした講演です．精神療法というとき精神科医にはその語義に関して微妙なズレがあるのです．神経症の精神療法，つまり精神分析療法や森田療法のみを連想する人と，内因性精神病にも精神療法可能性を当然考えるべきだという立場の人との違いです．後者は欧州風の人間学の立場です．私は出発当時から後者の立場で，初心のころ「分裂病の精神療法」研究にも手を染めました．統計上に数字で示せるほどの成果は上がりませんでしたが，個々のケースで見れば若く，かつ内省的な患者さんの場合医師患者関係を踏み台にして「病を持つにもかかわらず成長した」といえる人が何人もいます．

私はいまもクリニック外来で「小精神療法」と称して，軽症うつ病にも外来統合失調症にも一回 15 分程度の面接を怠らずやっているのはそのときの経験があるからです．もちろん

薬物を積極的に使います．薬物あっての精神療法なので，正式には「薬物療法を補完する小精神療法」といっています．いわゆる内因性疾患への精神療法もひきこもり症の青年や，境界例や，軽いパーソナリティ障害をもった神経症レベルの婦人にするのと同質のものです．ここ10年，ひきこもり青年男子の数ケースについて意外によい成績を得たように思っています．最初は医師患者関係の構築に配慮し，少量の非定型抗精神薬を使いながら作業療法を課して「おっくうさ」と戦わせ，次いで生活歴に少しずつ触れる「小精神療法」を数年おこないました．彼らにも成長の可能性があったように思うのです．

9 「心理・社会・脳――精神科診察室で考える」
日本社会精神医学雑誌，16巻，2号，187–192頁，2007年

1994年の「社会性」の論文（本書の6）の続きを久しぶりに書いたものです．私は一開業医になってから勉強不足だったのですが，神経心理学の分野で社会脳（social brain）という新しい概念が2000年前後から出現したということを知らないでいました．この概念について神庭重信先生の論文から勉強して，この小論を書いたのでした．1994年の論文で「乱暴な推論で，専門家には失笑を買うであろうが，失語，失認，失行ならぬ失社会性中枢は存在しないであろうか」と書いたのでしたが，その推論に多少応じてくれる概念のように思えて，これを書いたのです．

といっても私の書く論文ですから，認知的検査をするわけでもMRIをとるわけでもありません．純粋に診察室での医師患者関係の観察にもとづくものです．そういう方法もあるということもここで示したかったことの一つでした．

10 「原点としての精神病院」　日本精神科病院協会雑誌，17巻，4号，16–21頁，1998年

これは名古屋で日精協の学術総会があったとき，乞われて講演したものです．内容的には何も新しいことは言っていないのですが，病院御勤務の精神科医に対してすべての精神科医にとって精神科病院は大事なところだということを忘れないでほしい，と呼び掛けたものです．事実私は入局したのが精神科病院形式の大学病院病棟でした．そこで10年ばかりを過ごし，以後いろいろなところを経験しましたが，名大へ移って25年．ここは総合病院型の精神科病棟で，他科との距離はとても近いものです．どちらにも一長一短がありますが，精神科というとやはり昔ながらのそれがよいように私には思えます．

11 「初老期に入った分裂病者について」
村上靖彦編『分裂病の精神病理』12巻，東京大学出版会，301–314頁，1983年

精神医学の教科書をみると，統合失調症にしても気分障害にしても急性期のことは詳しく書いてあるのに，慢性期さらには終末期のことはほとんどかまったく書かれていない．これはやがて知ったのですが，神経学の教科書と軌を一にしています．DSMも同様です．これは診断学に重点があって，「病気」の背後にあって病気を荷っている「人間」への関心を持たないからだと私は解釈していました．正確にいえば，人間の長い軌跡というべきでしょうか．神経学はそれなしでもよいでしょうが，精神医学はそうはいかない．そう思って比較的早くから長期経過の論文を読んでいました．これはその一端の報告です．

12 「だから精神科医はやめられない！」

日本精神科病院協会雑誌，27 巻，8 号，6–9 頁，2008 年

これは日精協の当時の編集委員の後藤時子院長からいただいた題目です．これで一文を草してほしいと言ってこられたのです．はじめ戸惑いましたが，書いてみたい気持ちも少し動きました．というのも，私自身誰ひとり賛成してくれないなか，大学を卒業し躊躇なく精神科を選び，以来延々 55 年一途にこの仕事に従事してきました．われながら不思議な感じがなくもない．一度考えてみるにあたいする．そう思ったからです．

必ずしも満足な内容でありませんが，私の人間学には一極には『出立と合体』があり，もう一つの極にはこういう人間観察的臨床があることを御理解いただければ有難いと思います．精神科診察室には「脳」のみでなく「人間」も満ち満ちています．

13 「精神医学における内因性概念について今一度
——そして薬物療法と小精神療法の協働の勧めも」

書き下ろし

これは唯一の書き下ろしです．そして前著『外来精神医学という方法』（みすず書房，2011）の末尾（187–195 頁）に書いた「精神医学における内因性概念について——クリニック外来での一考察」の続編のつもりです．この論文のベースには，若い頃生化学の大家から座談の席で「内因性障害にもこれだけ脳器質的要因がわかってきた今日，何も脳器質性と内因性を精神科医はしかつめらしく区別する要はなくなったのでないか」といわれたことが記憶に残っていて，その答えとして書いたものです．この二つはやはり違う．「よくわからない」まま，しかし脳器質性疾患と区別する．そして治療法も違う．今日の日本の外来精神医学の経験からいうのですが，内因領域には「薬物療法と精神療法の協働」こそ望まれる．それは 21 世紀の課題である．そういう答なのですが，どうでしょうか．

二〇〇二年に「精神分裂病」は「統合失調症」に名称変更されましたが、本書収録の名称変更前の論文につきましては執筆当時の時代状況を重視し、「精神分裂病」の表記のまま収録いたしました。ご理解のほど、よろしくお願い申し上げます。

著者略歴

（かさはら・よみし）

1928年神戸に生れる．京都大学医学部卒業．精神医学専攻．名古屋大学名誉教授，桜クリニック名誉院長．著書『精神科医のノート』（みすず書房 1976）『青年期』（中公新書 1977）『ユキの日記』（みすず書房 1978）『不安の病理』（岩波新書 1981）『精神病と神経症』（みすず書房 1984）『アパシー・シンドローム』（岩波書店 1984）『退却神経症』（講談社現代新書 1988）『外来精神医学から』（みすず書房 1991）『軽症うつ病』（講談社現代新書 1996）『精神病』（岩波新書 1998）『うつ病臨床のエッセンス』（みすず書房 2009）『外来精神医学という方法』（みすず書房 2011）『再び「青年期」について』（みすず書房 2011）『精神科と私——二十世紀から二十一世紀の六十年を医師として生きて』（中山書店 2012）『境界例研究の50年』（みすず書房 2012）．編著『青年の精神病理』（弘文堂 1976）『精神の科学』（岩波講座 1983）『異常心理学講座』（みすず書房 1987）．訳書　ボス『精神分析と現存在分析論』（1962）『夢』（1970）グリーン『分裂病の少女 デボラの世界』（1971）『手のことば』（1974）レイン『ひき裂かれた自己』（1971）『狂気と家族』（1972）サルズマン『強迫パーソナリティ』（1985）サールズ『ノンヒューマン環境論』（1988）（共訳，以上みすず書房）．

笠原嘉臨床論集
「全体の科学」のために

2013年 6 月 7 日　印刷
2013年 6 月 18 日　発行

発行所 株式会社 みすず書房
〒113-0033 東京都文京区本郷 5 丁目 32-21
電話 03-3814-0131(営業) 03-3815-9181(編集)
http://www.msz.co.jp

本文組版 キャップス
本文印刷・製本所 中央精版印刷
扉・表紙・カバー印刷所 リヒトプランニング

Printed in Japan
ISBN 978-4-622-07626-1
[ぜんたいのかがくのために]